塩分のとり過ぎや野菜不足も解消！

生活習慣病の予防やダイエットにとって欠かせないエネルギーコントロールはもちろん、塩分のとり過ぎや野菜不足の心配もなくなります。本書では、塩分は１食２g未満、野菜は１食約100g以上を目標にしてあります。

計画(Plan)→実行(Do)→
評価(Check)→改善(Action)を
繰り返し行うといいかも。

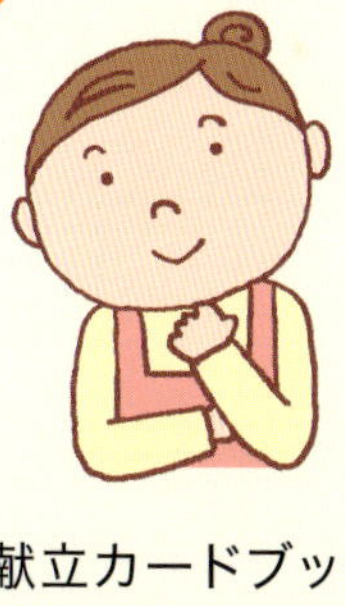

おいしい工夫 ヘルシー献立

オリジナリティあふれる３段式献立カードブックのパイオニア群羊社は、1991年から7タイトルをリリース。話題と人気を集めました。この実績を踏まえ、減塩でもおいしく、さらに使いやすく工夫を重ねた新バージョンです。

この献立ブックの目的は、
①栄養バランス、②適量、③野菜1日350g、
④減塩（塩分1日6g未満）という
4つの健康課題を解決できる食事が、
毎日・誰にでも・簡単にできることです。

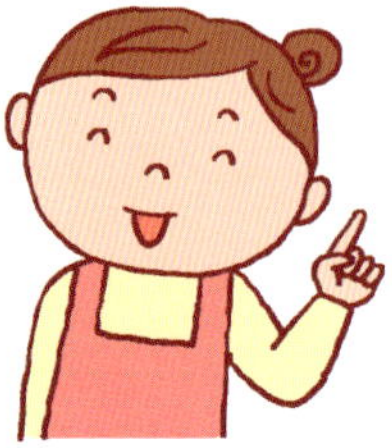

2段式献立ブックの活用法①

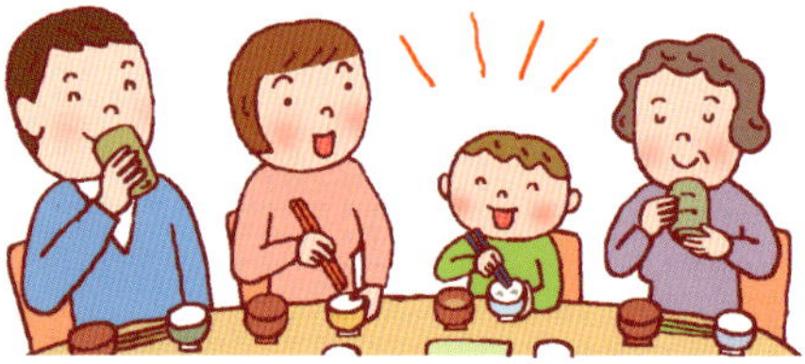

バランス献立の基本型

さまざまの健康課題を一挙に解決してくれる「バランス献立」は、主食・主菜・副菜の「3つの料理」を組み合わせることを基本にスタートします！

「記事ページ目次」

原稿制作（P13まで）：藤原眞昭

バランス献立に欠かせない料理群

副菜

食事全体の質を高める料理で、主材料は緑黄色野菜・その他の野菜、芋類、きのこ類、海藻類などです。ビタミンやミネラル、食物繊維などを多く含み、色や形、食感もさまざま。

主菜

食事の中心となる料理で、主材料は魚介類、肉類、卵類、大豆・大豆製品などです。たんぱく質や脂質を多く含み、食事全体のエネルギーや栄養素量に大きく影響します。

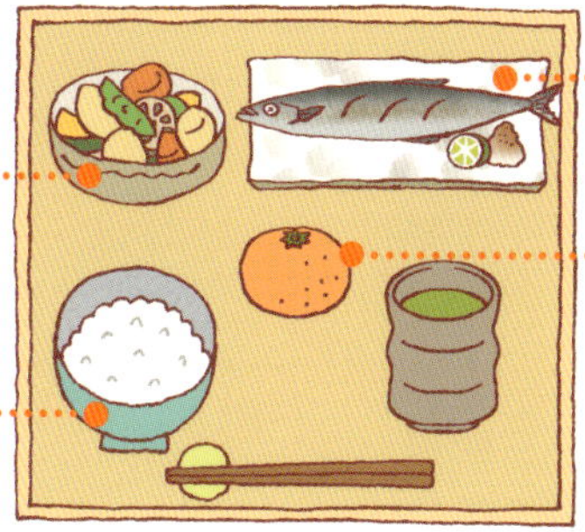

主食

食事の中心となる料理で、主材料は穀類です。炭水化物を多く含み、エネルギー源になります。主食の種類によって組み合わせる他の料理の種類や量が異なり、食事全体に影響します。

その他

主食・主菜・副菜には入らないが、食事全体にゆとりやうるおいを与える、汁物、飲み物、牛乳・乳製品、果物などです。全体のバランスを考えて組み合わせます。

出典：針谷順子・足立己幸共編著（2017）『食事コーディネートのための主食・主菜・副菜料理成分表　第４版』群羊社.

2段式
献立ブック
の
活用法②

おかず2品(主菜と副菜)、
どの組み合わせでも
350kcal(±35kcal)!

2段式カードで、
主菜と副菜を選ぶ

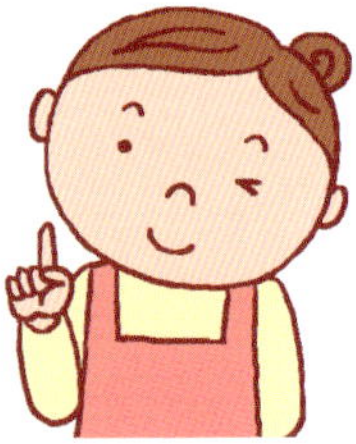

献立ブック最大の特徴が「2段式」システム。13ページからの料理集で、上段の主菜と下段の副菜の組み合わせ方は30×30で900通りもできます。

〈選び方のポイント〉

★まず「主菜」を選びます。
魚介類、肉類、卵、豆腐から主材料と調理法をチェックして料理を選びます。どの主菜も250kcal(±25kcal)、食塩相当量1.5g(±0.2g)未満になるように設計してあります。

★次に「副菜」を選びます。
あえ物、サラダ、煮物、いため物、ソテー、揚げ物、汁物から好きな料理を選びます。どの副菜も100kcal(±10kcal)、食塩相当量0.5g(±0.1g)未満、野菜は主菜と合わせて約100g以上とれるように構成してあります。

★主菜・副菜では、食材の種類によって栄養素の種類や含有量に違いがあるので、できるだけ多様な食材を選ぶとよいでしょう。そのためには、主菜と副菜の組み合わせは、主材料や調理法、味つけ、歯ざわり、彩りなどが同じものにならないように選ぶことが賢明です。

★主食の種類によって主菜や副菜の種類や量が異なり、食事全体に影響することもあります。主菜・副菜を選ぶ前に主食を決めておくのもよい方法です。

主菜＋副菜の組み合わせ例

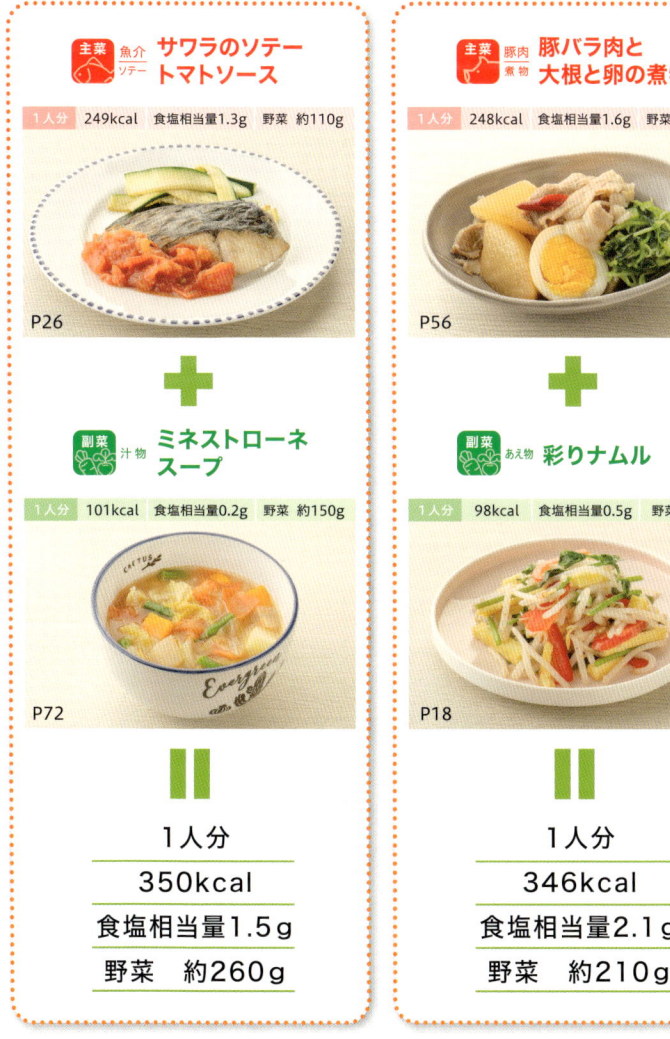

主菜 魚介 ソテー　サワラのソテー トマトソース

1人分　249kcal　食塩相当量1.3g　野菜　約110g

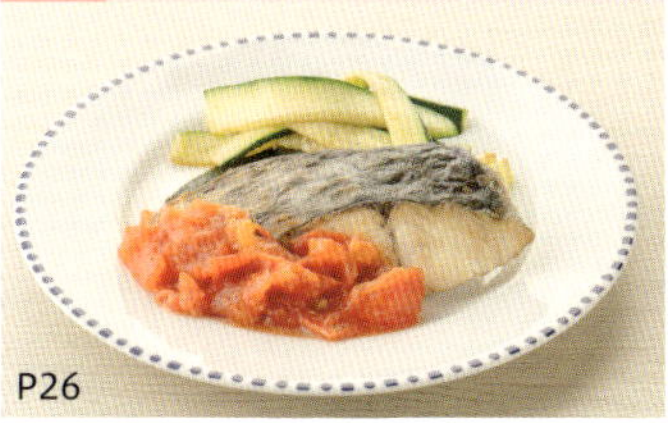

P26

＋

副菜 汁物　ミネストローネ スープ

1人分　101kcal　食塩相当量0.2g　野菜　約150g

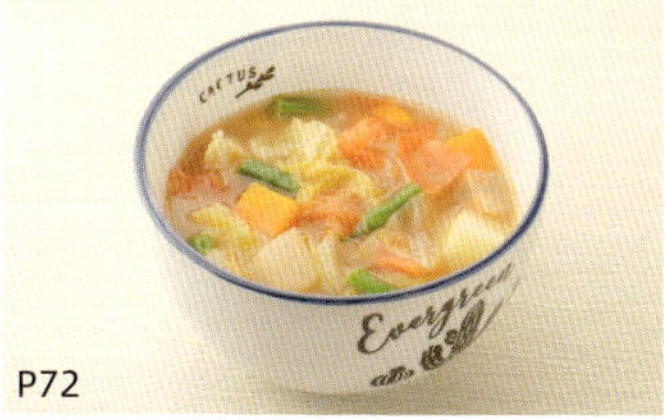

P72

＝

1人分
350kcal
食塩相当量1.5g
野菜　約260g

主菜 豚肉 煮物　豚バラ肉と大根と卵の煮物

1人分　248kcal　食塩相当量1.6g　野菜　約140g

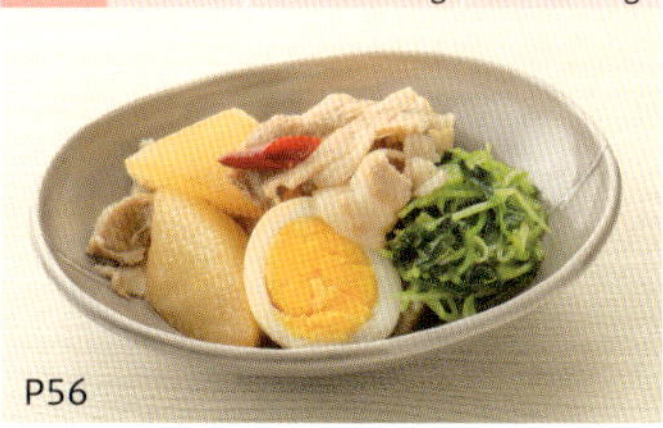

P56

＋

副菜 あえ物　彩りナムル

1人分　98kcal　食塩相当量0.5g　野菜　約70g

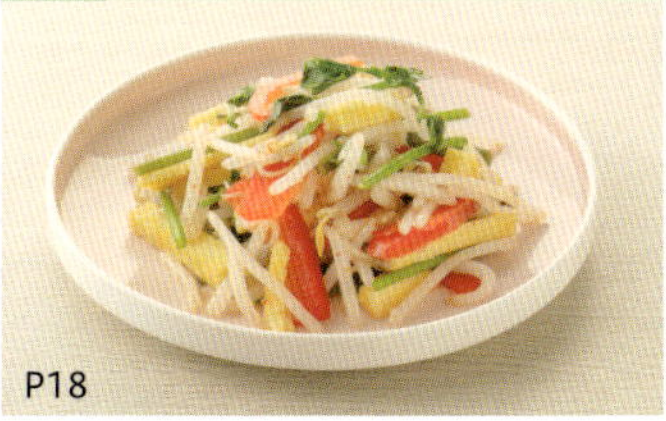

P18

＝

1人分
346kcal
食塩相当量2.1g
野菜　約210g

ご飯（茶わん1杯分150g、約250kcal）をプラスすると合計約600kcal。1日1,800kcal（成人男子）、1,700kcal（成人女子）の1食分に対応します（身体活動レベルはⅡ・ふつう）。

2段式
献立ブックの
活用法③

主食はご飯が基本。
パンやめん類に比べ、
塩分がゼロも素晴らしい！

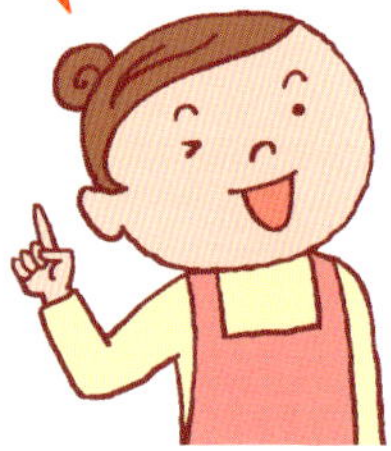

主食を選ぶ。ご飯・パン・めんの適量は？

2段式の主菜＋副菜コーナーから好きな料理を各１品ずつ選び、これに主食が加われば、バランス献立の完成です。
主食は、食事の中心となる料理で、主材料は穀類。炭水化物を多く含み、エネルギー源になります

〈選び方のポイント〉

★エネルギー源となる主食の必要量は一人一人違います。ここでは、「ご飯・Mサイズ（茶わん１杯150g、約250kcal）」を基準例として紹介します。

★１日のエネルギー摂取基準（９ページ）や、年齢・身体活動レベルなどを考えて、主食の種類や量を決めましょう。

主食・主菜・副菜の組み合わせの基本

主菜	250kcal	食塩相当量1.5g未満
副菜	100kcal	食塩相当量0.5g未満
主食	250kcal	食塩相当量0g（ご飯の場合）※
1食平均	600kcal	食塩相当量2g未満

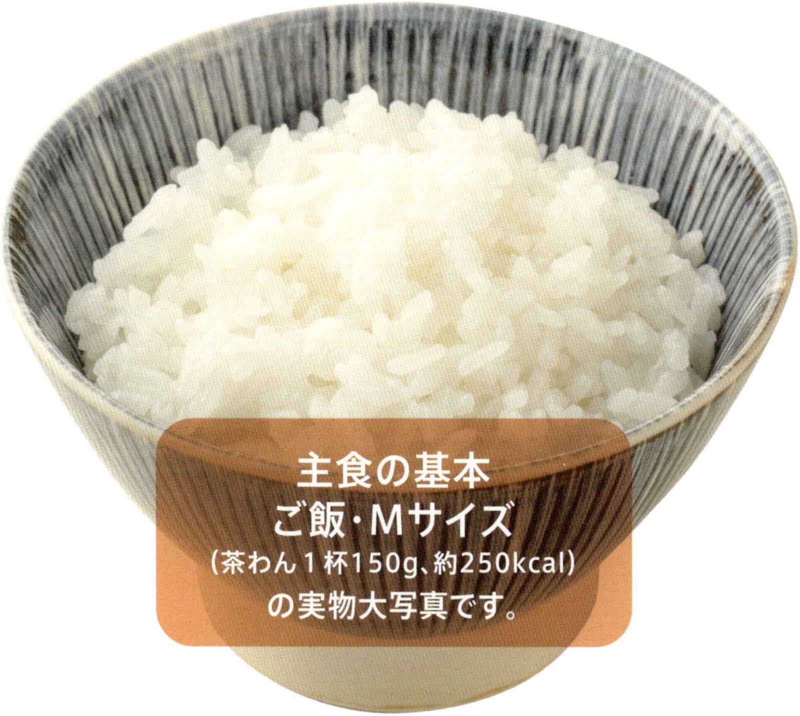
主食の基本
ご飯・Mサイズ
（茶わん１杯150g、約250kcal）
の実物大写真です。

１日のエネルギーの必要量により主食の量とサイズが変わります。ご飯の基本量を覚えておくと、“目ばかり”や“目測《もくそく》”ができるようになり、便利です。

ご飯茶わんのサイズ別 ご飯の重量とエネルギー量

Sサイズ（100g・約170kcal）

Mサイズ（150g・約250kcal）

Lサイズ（200g・約340kcal）

ご飯・Mサイズ（茶わん１杯150ｇ、250kcal）と同じエネルギー量の主食と重量

食パン（６枚切り）…	１枚半（90g）
フランスパン ……	約3切れ（90g）
ロールパン …………	2個半（75g）
ゆでうどん ………	１玉弱（240g）
干しそば ……………	約¾束（75g）
蒸し中華めん ……	約¾玉（130g）
スパゲッティ（乾）…	約⅔束（65g）
もち …………………	2個（100g）

※パン類はパン自体やバターに含まれる塩分、めん類は汁の塩分に注意。

2段式
献立ブック
の
応用①

主食で１食のエネルギー量を調整

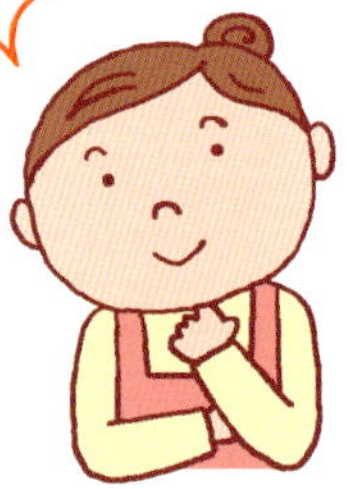

エネルギーの適量と過不足対策

バランス献立の基本型は、主食・主菜・副菜を組み合わせた１食分の構成でした。1日のバランス食事を考えてみると、単純に×３（食）ではなく、主食・主菜・副菜に含まれないが、欠かすことのできない「その他」の食品群が必要になったり、主食の量を増やす必要もあります。

１食の献立と１日の食事を図に表してみました。

１食のバランス献立

料理群別エネルギー構成

主食　250kcal　主菜　250kcal
副菜　100kcal

１食の合計　600kcal

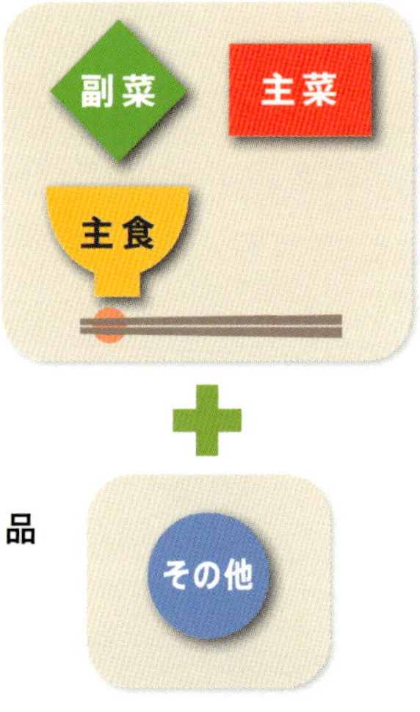

１日のバランス食事

主食・主菜・副菜には含まれない食品でも、必要なものは「その他」の食品群として適宜プラスします。

「その他」としてプラスする例

牛乳・ヨーグルトなど乳製品
果物、飲み物、菓子
具の少ない汁・スープ
（具の多いものは副菜や主菜に分類）

摂取基準は、基礎代謝量、身体活動レベルにより、一人一人違います。この献立ブックでは、1日の摂取エネルギーの目安として、男性1,800kcal、女性1,700 kcalを設定して、食品構成基準としました。普通の体重のデスクワーク、家事が主体の人です。

1日のエネルギー摂取基準(kcal/日)

性別	男性			女性		
身体活動レベル	I	II	III	I	II	III
0〜5(月)	-	550			500	
6〜8(月)	-	650			600	
9〜11(月)	-	700			650	
1〜2(歳)	-	950			900	
3〜5(歳)	-	1,300			1,250	
6〜7(歳)	1,350	1,550	1,750	1,250	1,450	1,650
8〜9(歳)	1,600	1,850	2,100	1,500	1,700	1,900
10〜11(歳)	1,950	2,250	2,500	1,850	2,100	2,350
12〜14(歳)	2,300	2,600	2,900	2,150	2,400	2,700
15〜17(歳)	2,500	2,850	3,150	2,050	2,300	2,550
18〜29(歳)	2,300	2,650	3,050	1,650	1,950	2,200
30〜49(歳)	2,300	2,650	3,050	1,750	2,000	2,300
50〜69(歳)	2,100	2,450	2,800	1,650	1,900	2,200
70 以上(歳)	1,850	2,200	2,500	1,500	1,750	2,000
妊婦(付加量) 初期				+50	+50	+50
中期				+250	+250	+250
後期				+450	+450	+450
授乳婦(付加量)				+350	+350	+350

身体活動レベル

レベル I 低い
生活の大部分が座っていて、静的な活動が中心。

レベル II ふつう
座って行う仕事が中心だが、職場内での移動や立って行う作業・接客など、あるいは通勤・買い物・家事・軽いスポーツなどのいずれかを含む。

レベル III 高い
移動や立って行う仕事の人。あるいはスポーツなど余暇における活発な運動習慣を持っている人。

出典:厚生労働省「日本人の食事摂取基準(2015年版)」

食事でとる摂取エネルギー = **体が消費するエネルギー**

消費エネルギーは主に、基礎代謝+身体活動で要するエネルギー

大切なこと!

①消費エネルギーと同じエネルギー量を食事として摂取しなければならない。

②食事は、エネルギーとともに栄養素バランスをきちんととること。

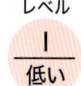

2段式
献立ブック
の
応用②

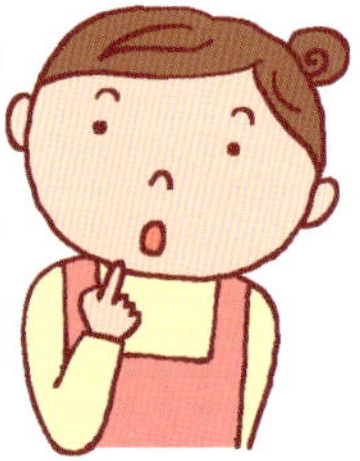
高塩分で野菜不足の
外食や加工食品をどうする？

塩分 1日6g未満と 野菜 1日350gの実践対策

働き盛りの人々はもちろん、子どもや高齢者たちの健康寿命の延伸のためには、塩分のとり過ぎ・野菜不足はNO！STOP！ この献立ブックでも、1食当たり、塩分は2g未満、野菜は約100g以上を目標にしています（1日当たりだと塩分6g未満、野菜350g）。

塩分1日6g未満 4つのこだわり

1. キチンと量ること。計量用のカップ・大さじ・小さじ・ミニさじ（ミニスプーン）・ヘラを使えば、塩1gも0.5gも簡単に量れます。

2. 季節感や鮮度にこだわってキチンと食材を活用すれば、塩分が少なくても（塩分ゼロでも）おいしく食べられます。

3. 調理法を工夫すれば、低塩でもおいしい食事が作れます。だしの活用はその代表的な例です。

4. 外食・加工食品に要注意。塩分2g未満で、栄養バランスのとれた外食メニューを。

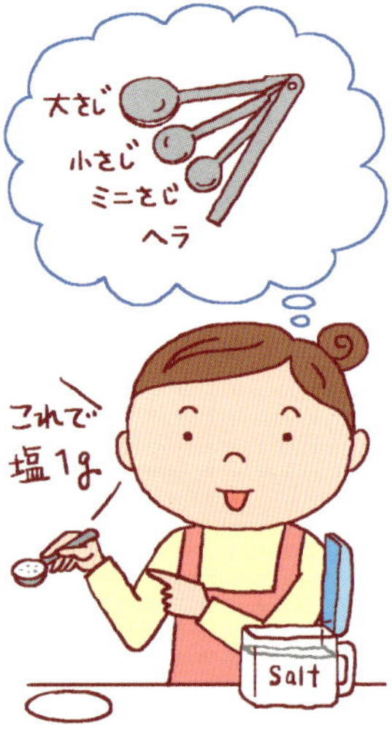

目標値!

★1日当たりの塩分摂取　3つの目標値

- 男性8g・女性7g未満(厚生労働省)
- 6g未満(日本高血圧学会の1日当たりの推奨値)
- 5g未満(WHO世界保健機関の目標値)

★野菜は、「1日350g」が目標。緑黄色野菜(120g)+その他の野菜(230g)を正味重量(実際に食べる量)で食べます。きのこ、海藻、こんにゃく、芋は野菜には加えません。
1皿(鉢)約70gとして5皿(鉢)分。大きめの器は2皿分でカウント。

★2018年8月から、学校給食の塩分の基準が1食2.5g未満から2.0g未満に変わりました(8－9歳、中学年)。子どもたちも大人も、低塩がテーマです。

野菜1日350g　4つのこだわり

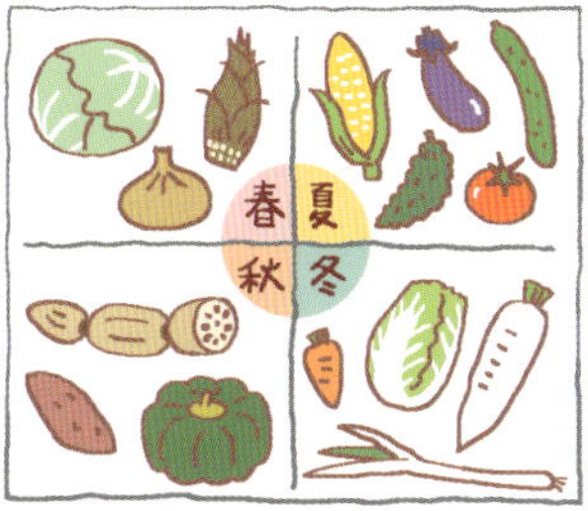

1. 季節感や鮮度にこだわった食材選びを! 野菜は種類によって、香りや味、栄養素量、彩りも違います。多様な食材を組み合わせましょう。

2. 生野菜のサラダばかりでなく、いろいろな食べ方を工夫しましょう。加熱調理をすれば、カサが減って食べやすくなります。

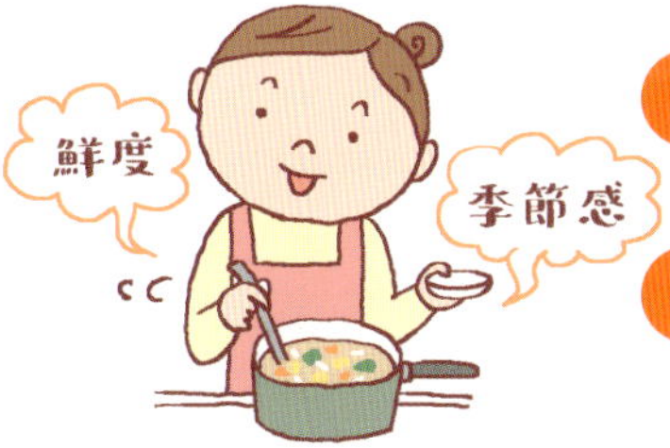

3. 調理法の工夫で、短時間でも料理はおいしく作れます。

4. 外食は高塩分のメニューを避け、野菜の多いメニューを選びましょう。

「材料表」に強くなる

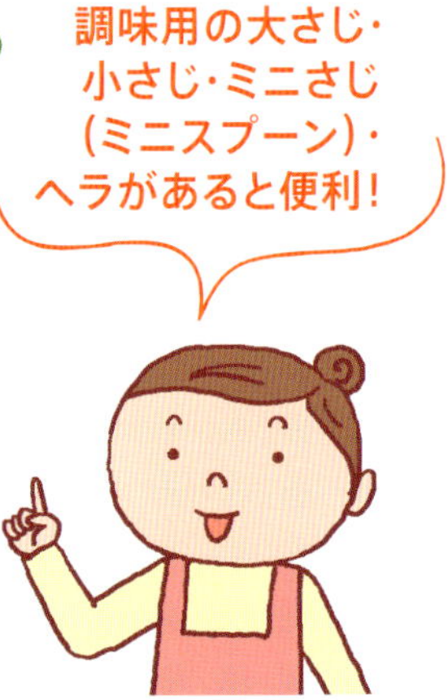
調味用の大さじ・
小さじ・ミニさじ
(ミニスプーン)・
ヘラがあると便利!

●大分類　主菜・副菜の区別。
●小分類　主材料や調理法。
●栄養価　1人分の成分値。
エネルギー(kcal)・食塩相当量(g)は、「日本食品標準成分表2015年版(七訂)」に基づいて計算。
野菜の重量(g)には、きのこ、海藻、こんにゃく、芋、加工された野菜ジュースは含みません。重量は10g刻みで約○○gと表示。
●材料と作り方　材料表とレシピは2人分(料理写真は1人分)。
概量…よく使われる食材の目安量(1尾、1個、1本、1枚など)。
正味重量…食べないで捨てる部分を除いた重量(可食部重量)。材料表の重量は特に記載のないもの以外すべて正味重量(g)。
計量カップ・スプーン…1カップ=200ml　大さじ1=15ml　小さじ1=5ml　ミニさじ1=1mlの計量用を使用。ミニさじはミニスプーンとして市販されており、この本では塩の計量にのみ使用。
【塩の量り方】
ミニさじ1(1ml=1.2g)、小さじ1(5ml=6g)、小さじ½(2.5ml=3g)、大さじ1(15ml=18g)
塩1gならミニさじ1弱。この本では塩の小さじ表示は¼(1.5g)まで、小さじ⅕(1.2g)以下はミニさじで表示。

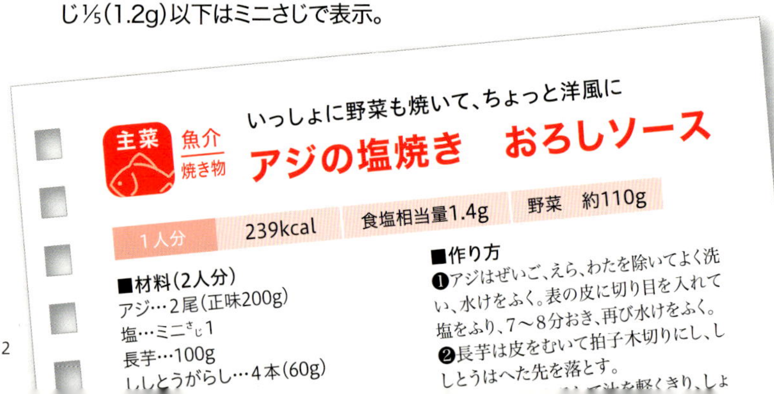
いっしょに野菜も焼いて、ちょっと洋風に

主菜　魚介　焼き物

アジの塩焼き　おろしソース

1人分	239kcal	食塩相当量1.4g	野菜　約110g

■材料(2人分)
アジ…2尾(正味200g)
塩…ミニさじ1
長芋…100g
ししとうがらし…4本(60g)

■作り方
❶アジはぜいご、えら、わたを除いてよく洗い、水けをふく。表の皮に切り目を入れて塩をふり、7～8分おき、再び水けをふく。
❷長芋は皮をむいて拍子木切りにし、ししとうはへた先を落とす。

２段式・組み合わせ自由
「主菜と副菜」

主菜↑

副菜↓

各30品で900通りの組み合わせができます。
それに、主食のご飯・パン・めん3種のどれかを組み合わせると、
2700通りのバランス献立ができ上がります

材料・作り方は2人分、エネルギー・食塩相当量・野菜は1人分

2段式・組み合わせ自由「主菜と副菜」 料理一覧

主菜

副菜

調理法	料理名	ページ
あえ物	アスパラとチーズのおかかあえ	16
あえ物	彩りナムル	18
あえ物	おかひじきの納豆あえ	20
あえ物	小松菜とツナのからし酢あえ	22
あえ物	春菊とさつま芋の白あえ	24
あえ物	タコときゅうりともずくの香味酢あえ	26
あえ物	トマトとアボカドのわさび酢あえ	28
あえ物	ブロッコリーと長芋のねぎオイルあえ	30
あえ物	ほうれん草のアーモンドみそあえ	32
あえ物	焼きねぎと春菊と大豆のみそマヨあえ	34
サラダ	オクラとくずし豆腐のサラダ	36
サラダ	かぼちゃのカレー風味サラダ	38
サラダ	きゅうりといり卵のサラダ	40
サラダ	ごぼうのサラダ	42
サラダ	白菜と焼き油揚げのサラダ	44
サラダ	にんじんとオレンジのサラダ	46
サラダ	蒸しなすのアジアンサラダ	48
サラダ	焼き野菜のサラダ	50
煮物	かぶのクリーム煮	52
煮物	小松菜と生揚げのしょうが煮	54
煮物	じゃが芋と野菜のマスタード蒸し煮	56
煮物	ラタトゥイユ（夏野菜の洋風煮）	58
いため物	青梗菜とじゃこのにんにくいため	60
いため物	ほうれん草とガルバンゾーのチーズいため	62
ソテー	スナップえんどうとじゃが芋のソテー	64
ソテー	油焼きなすのだし浸し	66
揚げ物	竹の子のごまから揚げ	68
汁物	にんじんのポタージュ	70
汁物	ミネストローネスープ	72
汁物	野菜と豆乳の和風スープ	74

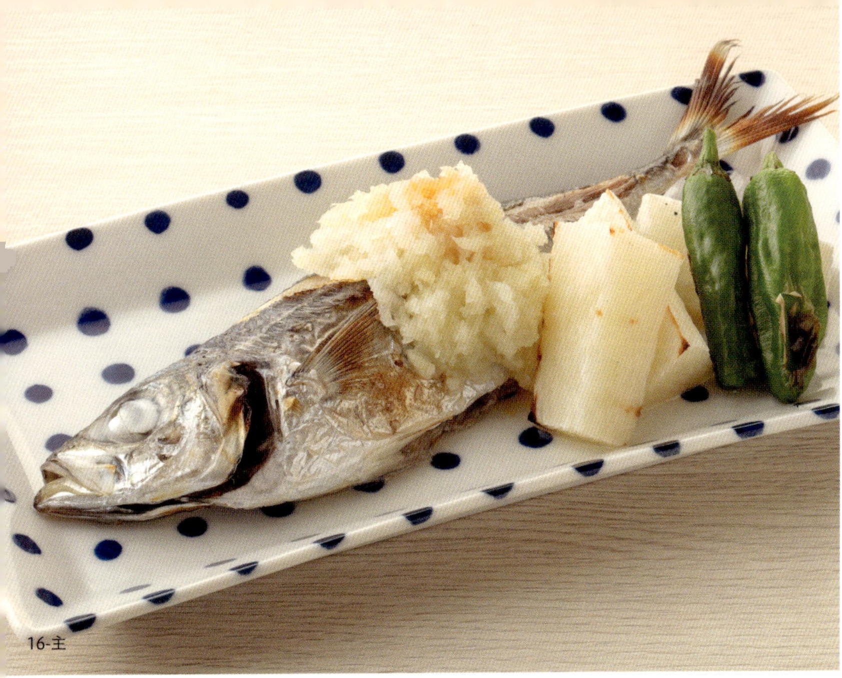

16-主

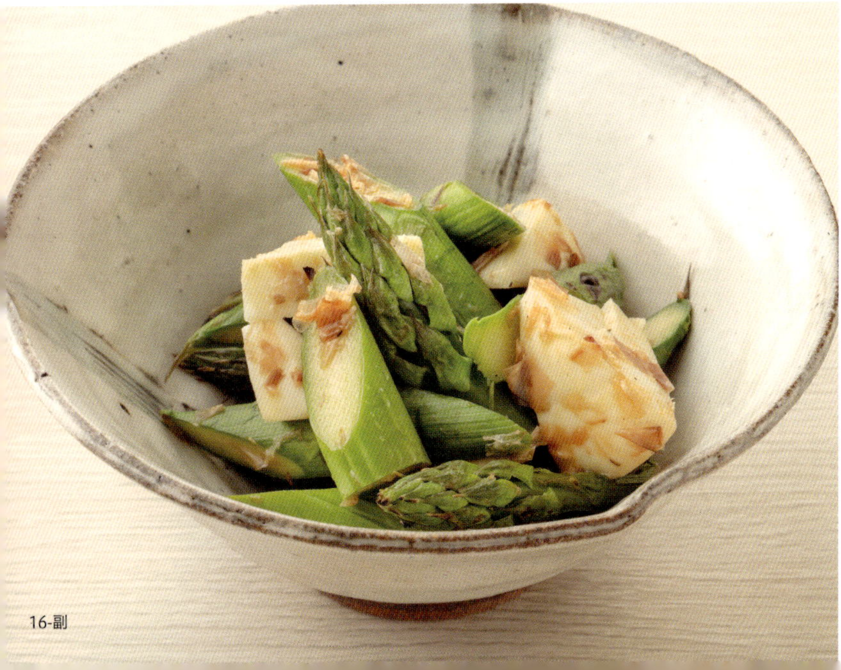

16-副

副菜 あえ物

グリルで焼いたアスパラはほっくり風味豊か

アスパラとチーズのおかかあえ

1人分	104kcal	食塩相当量0.3g	野菜　約80g

■材料（2人分）

グリーンアスパラガス…150g
モッツァレラチーズ…60g
削りガツオ…小½パック（2g）
しょうゆ…小さじ½

■作り方

❶アスパラガスは硬い根元とハカマを除き、魚焼きグリルにのせて焦がさないように焼いて火を通す。斜め切りにする。
❷チーズは一口大に切る。
❸ボールで削りガツオとしょうゆを混ぜ合わせ、①、②を加えてあえる。

★応用ヒント

野菜はオーブントースターや、油少量を熱したフライパンで焼いてもよい。モッツアレラチーズがない場合は、プロセスチーズ40gを使う。

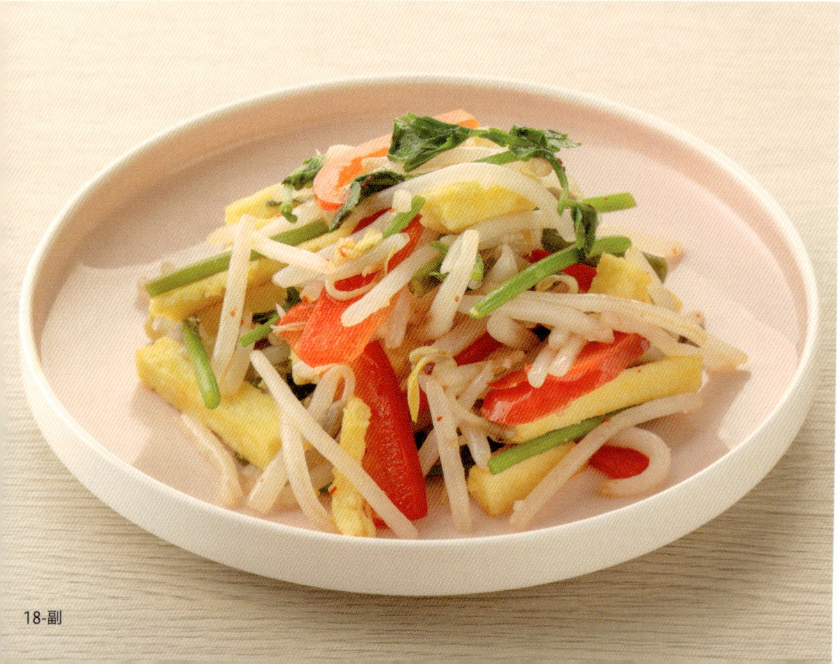

18-副

副菜

あえ物

3種の野菜とさつま芋、異なる食感に食が進む

彩りナムル

1人分	98kcal	食塩相当量0.5g	野菜　約70g

■材料（2人分）

もやし…80g
せり…30g
赤パプリカ…30g
さつま芋…80g

A
- ごま油…小さじ1½
- 砂糖…小さじ½
- 塩…ミニさじ1弱
- ねぎのみじん切り…小さじ1
- にんにくのみじん切り…少量
- 粉とうがらし…少量

■作り方

❶せりは3cm長さに切る。パプリカはせん切りにする。

❷なべに湯を沸かし、①ともやしを入れてさっとゆで、ざるに上げて冷ます。

❸さつま芋は皮を除き、ラップに包んで電子レンジ（600W）で約1分加熱して火を通す。冷ましてから、棒状に切る。

❹ボールにAを入れて混ぜ、②、③を加えてあえる。

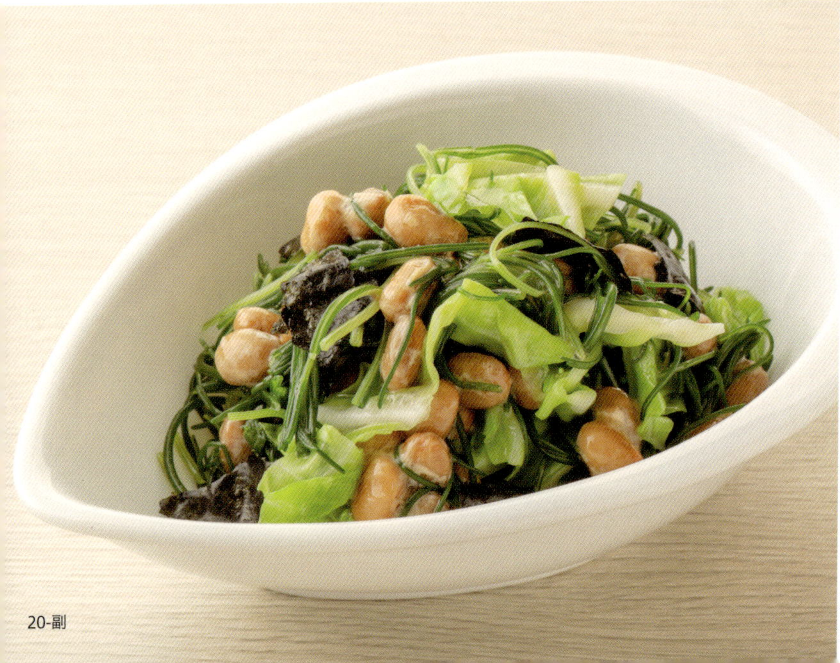

20-副

副菜

あえ物

カルシウムやビタミンK、カロテンもたっぷり

おかひじきの納豆あえ

1人分	98kcal	食塩相当量0.5g	野菜　約70g

■材料（2人分）

おかひじき…80g
キャベツ…1枚（60g）
納豆…2パック（80g）
焼きのり…¼枚
A
- しょうゆ…小さじ1
- 酢…小さじ1
- 練りがらし…小さじ⅙

■作り方

❶おかひじきはさっとゆでて水にとり、水けを絞って食べやすい長さに切る。

❷キャベツもさっとゆで、ざるに上げて冷まし、短冊切りにする。

❸納豆をボールに入れ、Aを加えて混ぜる。①、②を加え、さらにのりをちぎって加え、あえる。

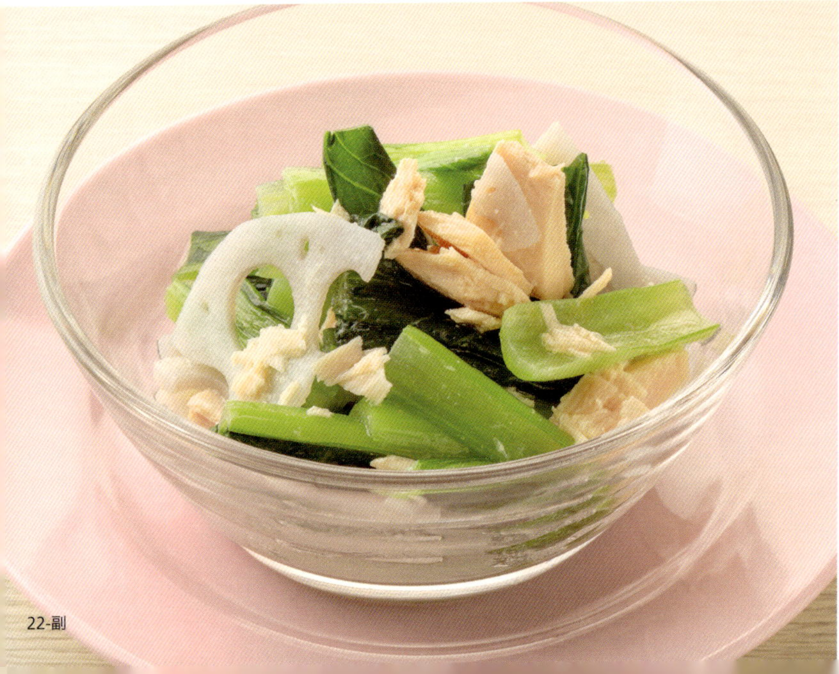

22-副

副菜

あえ物

ツナのうま味と塩分を活用。れんこんで歯ざわりを

小松菜とツナのからし酢あえ

1人分	102kcal	食塩相当量0.3g	野菜　約100g

■材料（2人分）

小松菜…150g
ツナ油漬け（缶詰）…40g
れんこん…40g

A
- オリーブ油…小さじ1
- 酢…小さじ2
- 練りがらし…小さじ⅙

■作り方

❶れんこんは皮をむいて薄いいちょう切りにする。

❷なべに湯を沸かし、①を入れてさっとゆでてとり出す。続いて小松菜を加えて色よくゆで、水にとり、水けを絞って3㎝長さに切る。

❸ボールにAを入れて混ぜ、②と、油をきったツナをほぐし入れ、さっとあえる。

★応用ヒント

野菜はキャベツ、ほうれん草、ブロッコリー、カリフラワーなどでも。

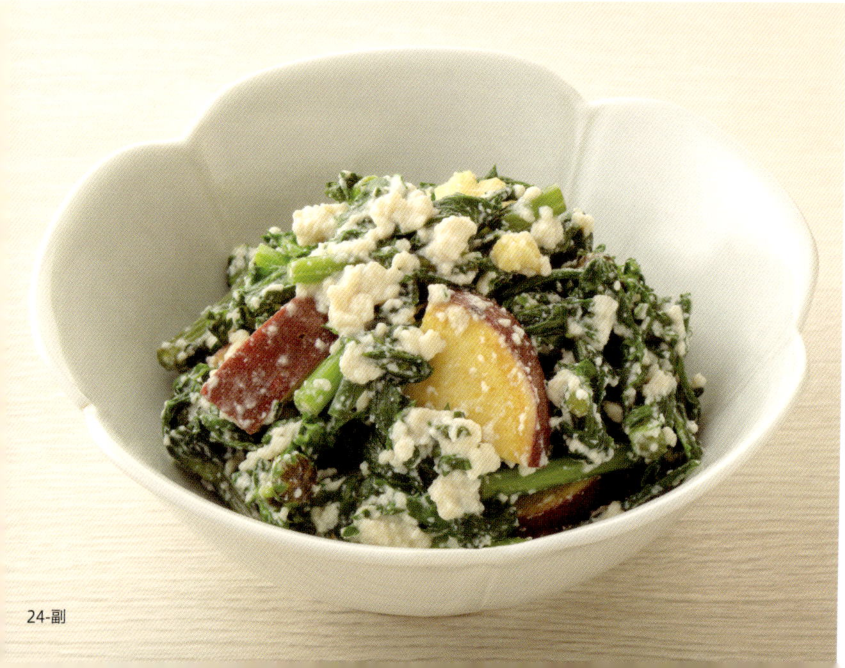

24-副

副菜

あえ物

豆腐はつぶすだけでOK。昔ながらの栄養おかず

春菊とさつま芋の白あえ

1人分	104kcal	食塩相当量0.5g	野菜　約80g

■材料(2人分)

春菊…150g
しょうゆ…小さじ⅔
さつま芋…60g
絹ごし豆腐…80g
練り白ごま…小さじ1
砂糖…小さじ½

■作り方

❶春菊はゆでて水にとり、水けを絞って3㎝長さに切り、しょうゆをかけてほぐし混ぜる。

❷さつま芋は皮をよく洗い、ラップに包んで電子レンジ(600W)で約1分加熱して火を通す。冷まして、5～6㎜厚さのいちょう切りにする。

❸豆腐はつぶし、練りごまと砂糖を加えて混ぜ合わせる。

❹③に①、②を加えてあえる。

★応用ヒント……………………………

春菊のかわりにほうれん草やきゅうりでも。また、キウイフルーツや柿などのくだものを加えてもおいしい。

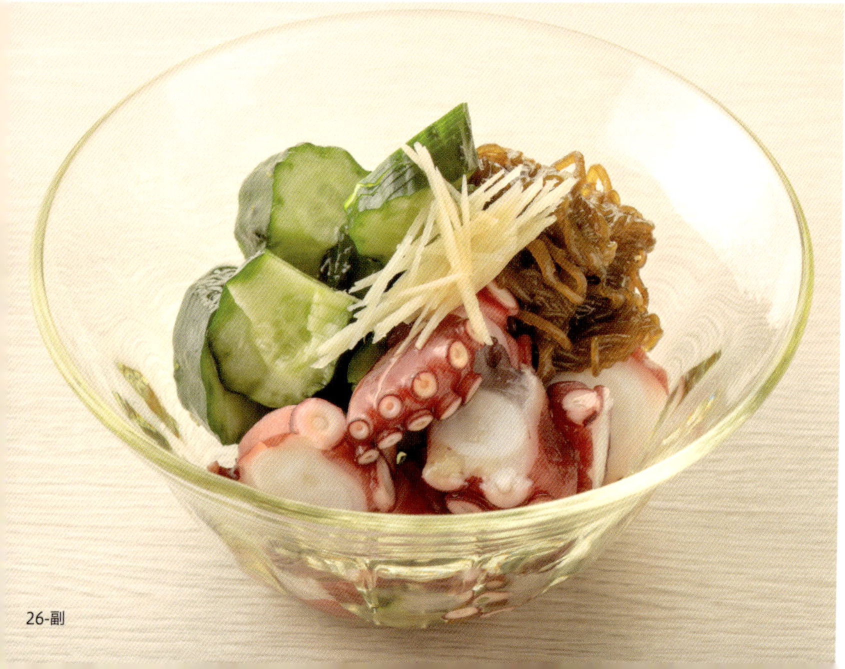

26-副

副菜

あえ物

海の味覚をしょうができりりとまとめて

タコときゅうりともずくの香味酢あえ

1人分	94kcal	食塩相当量0.4g	野菜　約50g

■材料(2人分)

ゆでタコ…100g
きゅうり…1本(90g)
生もずく…60g
しょうが…½かけ

A
- 酢…大さじ1
- 砂糖…小さじ1
- ごま油…小さじ1½
- しょうが汁…小さじ½

■作り方

❶タコは食べやすい厚さに切る。きゅうりは蛇腹に切り目を入れてから一口大に切るか手で割る。

❷もずくは水けをきって食べやすく切る。しょうがはせん切りにする。

❸器にタコ、きゅうり、もずくを盛り合わせ、Aを混ぜ合わせてかけ、しょうがをのせる。

★調理のポイント

生もずくはすぐに使えて、香りや歯ごたえがよい。洗う場合は粘りや栄養成分を逃さないようさっと洗う。

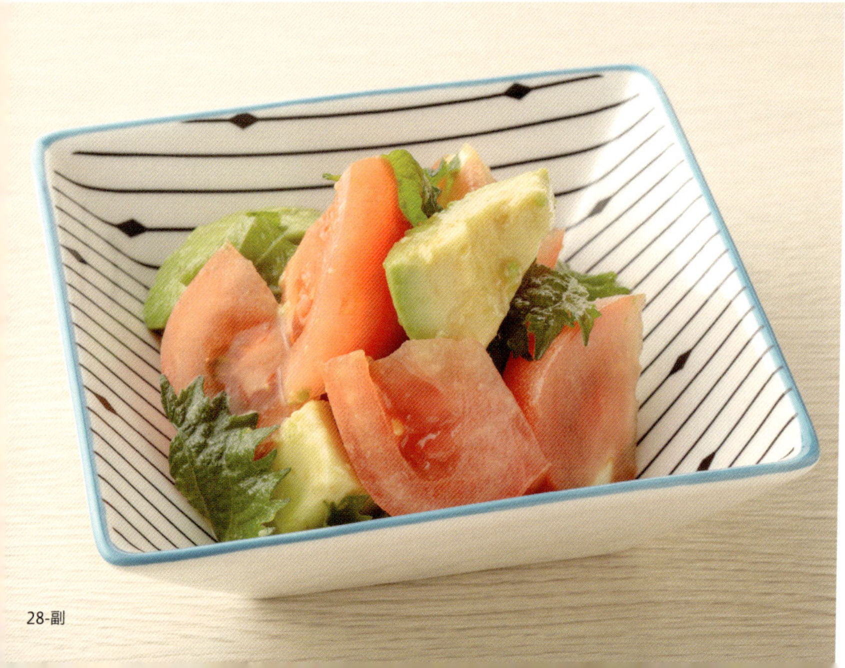

28-副

副菜

あえ物

抗酸化成分たっぷり。夏バテ予防や食欲増進に

トマトとアボカドのわさび酢あえ

1人分	93kcal	食塩相当量0.2g	野菜　約80g

■材料（2人分）

トマト…大1個（150g）
アボカド…½個（80g）
青じそ…4枚
練りわさび…少量
酢…小さじ2
しょうゆ…小さじ½

■作り方

❶トマトは一口大の乱切りにする。

❷アボカドは皮と種を除き、トマトと同様に切る。

❸青じそは手でちぎる。

❹ボールにわさび、酢、しょうゆを入れてよくとき混ぜ、①、②、③を加えてあえる。

★応用ヒント

青じそのかわりに焼きのりをもんで混ぜてもよい。また、わさび酢をわさび入りマヨネーズなどにアレンジしても。

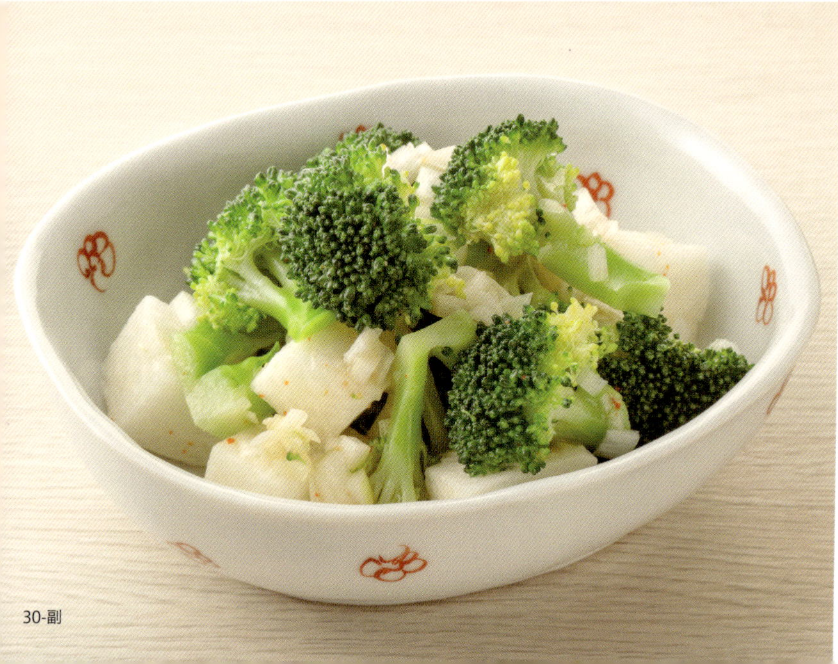

30-副

副菜　あえ物

ごま油とねぎの風味で、少しの塩でも味が立つ

ブロッコリーと長芋のねぎオイルあえ

1人分	99kcal	食塩相当量0.5g	野菜　約90g

■材料（2人分）

ブロッコリー…150g
長芋…100g
ねぎ…30g
ごま油…小さじ2
塩…ミニさじ1弱
七味とうがらし…少量

■作り方

❶ブロッコリーは小房に分けてゆで、ざるに上げる。

❷長芋は皮をむいて1～1.5cm角に切る。

❸ねぎはみじん切りにする。

❹ボールに①、②、③を入れて、ごま油、塩、七味とうがらしをかけてよく混ぜ合わせる。

★応用ヒント

ブロッコリーのかわりにほうれん草などの青菜を使ってもよい。

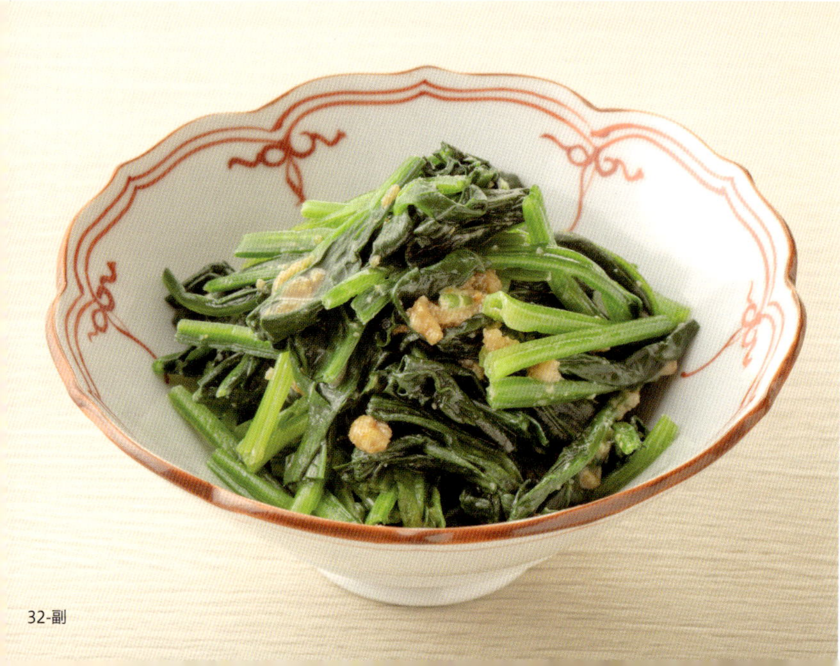
32-副

副菜

あえ物

アーモンドのまろやかなコクと風味が新鮮

ほうれん草のアーモンドみそあえ

1人分	95kcal	食塩相当量0.4g	野菜　約80g

■材料（2人分）

ほうれん草…160g
スライスアーモンド…24g
砂糖…小さじ½
みそ…小さじ1

■作り方

❶ほうれん草はたっぷりの沸騰湯でゆで、水にとって冷まし、水けを絞って3㎝長さに切る。

❷スライスアーモンドはフライパンに入れ、弱火できつね色になるまでいる。

❸②をすり鉢に入れてあらくすりつぶし、砂糖とみそを加えて混ぜる。①のほうれん草を入れてあえる。

★応用ヒント

すり鉢がない場合は、いったスライスアーモンドをポリ袋に入れて細かくたたいてもよい。アーモンドはくるみやごまにかえても。

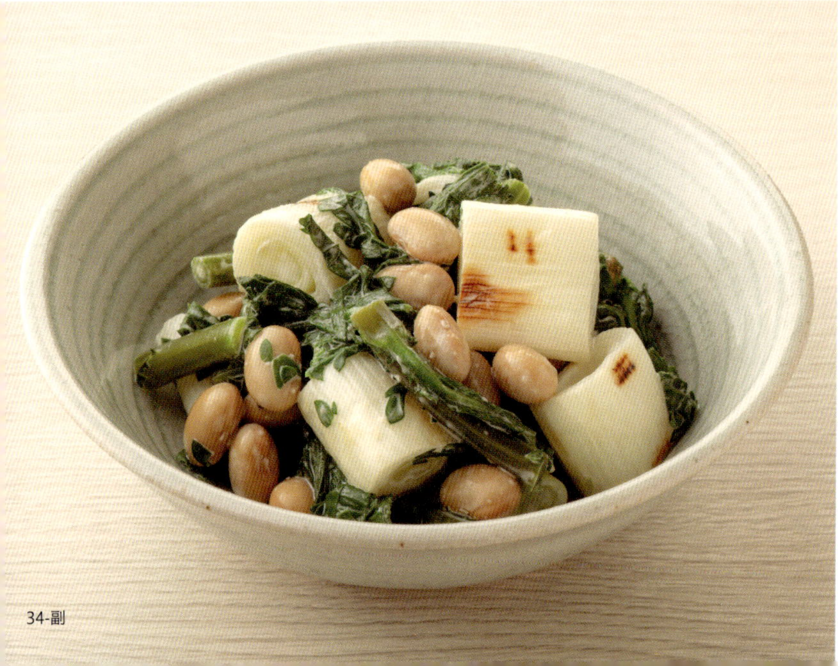
34-副

副菜

あえ物

ねぎの甘みと香ばしさ、春菊の香りが馥《ふく》郁《いく》

焼きねぎと春菊と大豆のみそマヨあえ

1人分	98kcal	食塩相当量0.4g	野菜　約80g

■材料（2人分）

ねぎ…1本（100g）
春菊…60g
大豆（ゆで）…50g
A
- マヨネーズ…小さじ2
- みそ…小さじ½
- 練りがらし…少量

■作り方

❶ねぎは魚焼きグリルにのせ、しんなりとして軽く焦げ目がつくまで焼き、1～2cm長さに切る。

❷春菊はさっとゆでて水にとり、水けを絞って3cm長さに切る。

❸ボールにAを入れてとき混ぜ、①、②と水けをきった大豆を入れてあえる。

★応用ヒント

ねぎはオーブントースターや、油少量を熱したフライパンで焼いてもよい。からしのかわりにゆずこしょうや七味とうがらしの辛味をきかせても。

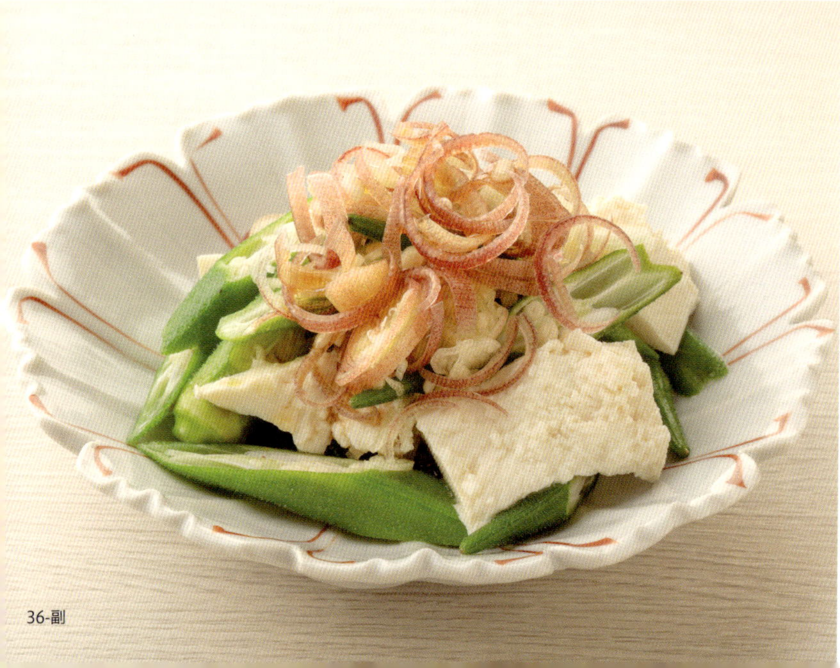

36-副

副菜

サラダ

薬味野菜をたっぷりのせて、新感覚の冷や奴

オクラとくずし豆腐のサラダ

1人分	90kcal	食塩相当量0.6g	野菜　約60g

■材料（2人分）

オクラ…80g
もめん豆腐…150g
みょうが…2個（40g）
A
- オリーブ油…小さじ1
- しょうゆ…小さじ1
- 酢…小さじ2

■作り方

❶オクラはさっとゆでてざるに上げ、斜めに一口大に切る。

❷豆腐は大きめの一口大に手でくずし、水けをきる。

❸みょうがは小口切りにする。

❹器に①、②を盛り合わせ、③をのせ、Aを混ぜ合わせたドレッシングをかける。

★応用ヒント

野菜はほかに、きゅうり、トマト、ゴーヤ、レタス、とうもろこし、青じそなどで。

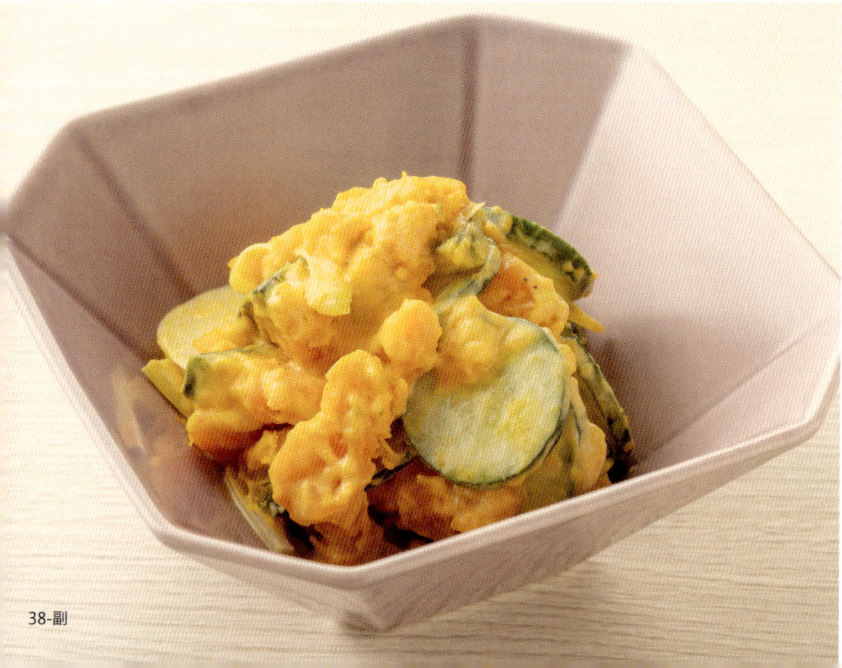

38-副

副菜

サラダ

玉ねぎの辛味も味のアクセントに

かぼちゃのカレー風味サラダ

1人分	94kcal	食塩相当量0.4g	野菜　約80g

■材料(2人分)

かぼちゃ…100g
きゅうり…½本(45g)
玉ねぎ…10g
A
- マヨネーズ…大さじ1
- プレーンヨーグルト…小さじ2
- カレー粉…少量
- 塩…ミニさじ½

■作り方

❶かぼちゃは種とわたを除いてラップに包み、電子レンジ(600W)で90秒ほど加熱して火を通す。
❷熱いうちに皮ごとフォークであらくつぶし、冷ます。
❸きゅうりは薄い小口切りにし、玉ねぎは薄切りにする。
❹ボールにAを入れて混ぜ合わせ、②、③を加えてよくあえる。

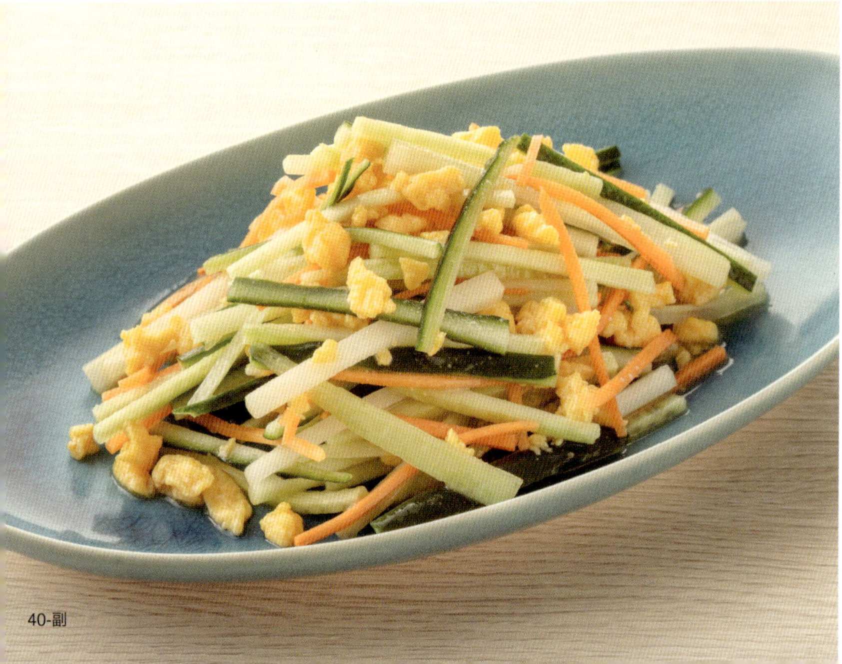

40-副

副菜

サラダ

生野菜とふんわりいり卵のハーモニーが楽しい

きゅうりといり卵のサラダ

1人分	95kcal	食塩相当量0.6g	野菜　約80g

■材料(2人分)

きゅうり…1本(90g)
セロリ…40g
にんじん…20g
卵…1個
砂糖…小さじ½
サラダ油…小さじ¼

A
- 酢…大さじ1⅓
- 砂糖…大さじ½
- しょうゆ…小さじ1
- ごま油…小さじ1
- 練りがらし…少量

■作り方

❶きゅうりと筋を除いたセロリはせん切りにする。にんじんはごく細いせん切りにする。

❷卵はときほぐして砂糖を混ぜる。油を熱したフライパンに流し入れ、菜箸で混ぜながら火を通していり卵にする。

❸ボールにAを入れて混ぜ合わせ、①、②を加えてあえる。

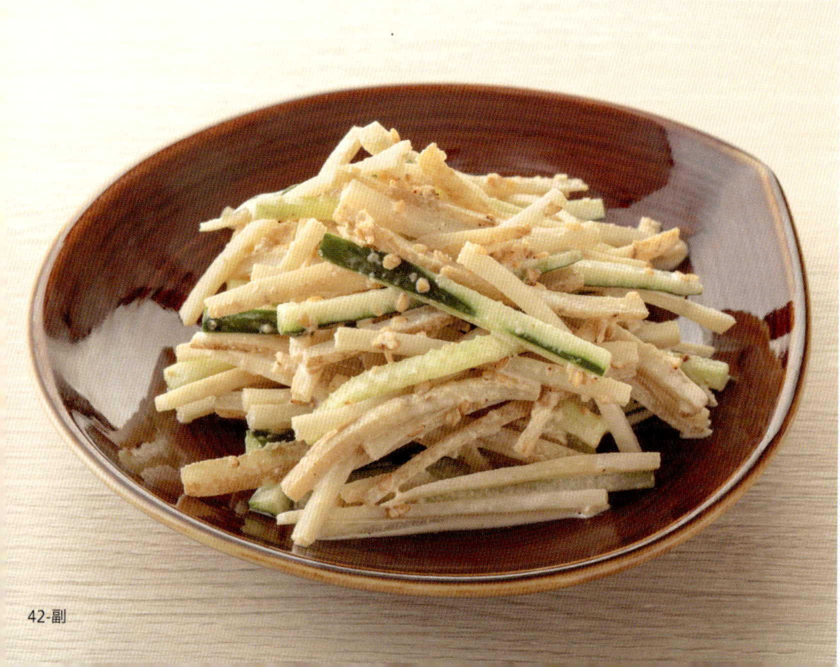

42-副

副菜

サラダ

かむほどに香り広がり、腸の働きが活発に

ごぼうのサラダ

1人分	91kcal	食塩相当量0.6g	野菜　約70g

■材料(2人分)

ごぼう…100g

しょうゆ…小さじ1

きゅうり…½本(45g)

A ┌ マヨネーズ…大さじ1
　│ 酢…小さじ1
　└ すり白ごま…小さじ2

■作り方

❶ごぼうは皮をこそげてせん切りにし、水にさらし、水けをきる。

❷①を沸騰湯に入れて歯ごたえを失わないようにさっとゆで、ざるに上げて湯をきる。熱いうちにしょうゆをまぶし、冷ます。

❸きゅうりはせん切りにする。

❹ボールにAを入れて混ぜ、②と③を加えてあえる。

★応用ヒント

きゅうりのかわりに、さっとゆでたにんじんやパプリカを混ぜても。

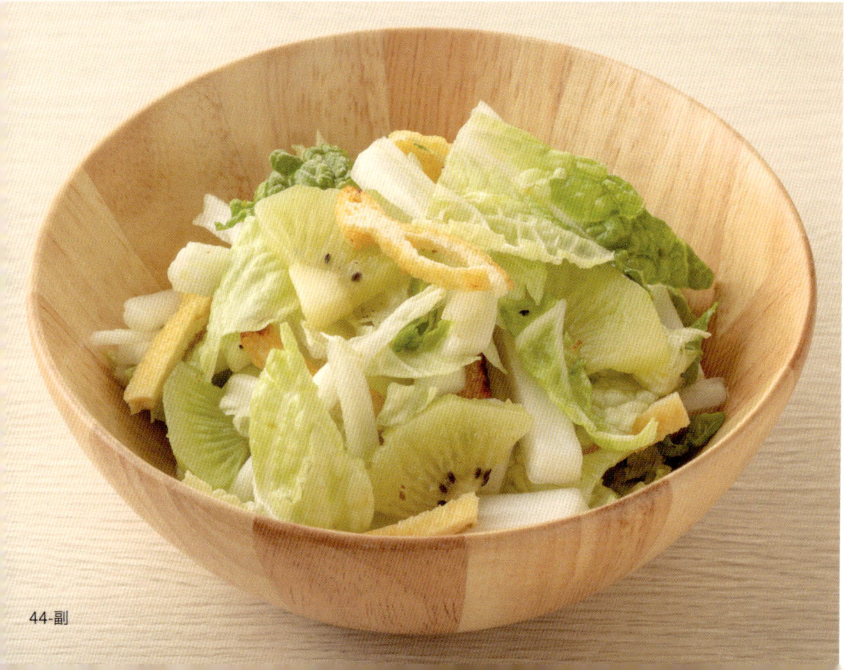

44-副

副菜

サラダ

キウイの酸味とゆずこしょうでさわやかに

白菜と焼き油揚げのサラダ

1人分	91kcal	食塩相当量0.4g	野菜　約80g

■材料(2人分)

白菜…150g

油揚げ…1枚(20g)

キウイフルーツ…½個(40g)

A
- 酢…小さじ2
- オリーブ油…小さじ1½
- ゆずこしょう…小さじ⅙
- 塩…ミニさじ½

■作り方

❶白菜の軸は太めのせん切りにし、葉は一口大に切る。

❷油揚げはアルミホイルにのせ、魚焼きグリルかオーブントースターでカリッと焼き、冷ましてせん切りにする。

❸キウイフルーツは皮を除き、薄いいちょう切りにする。

❹ボールにAを入れ、よく混ぜ合わせてドレッシングを作り、①、②、③を加えてあえる。

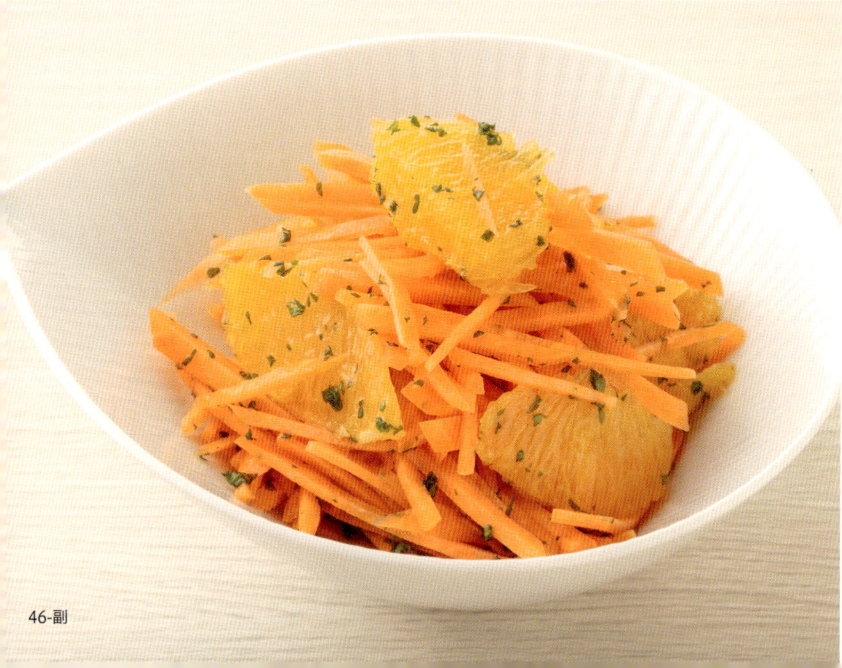

46-副

副菜 サラダ

朝食にもお弁当にも大活躍のカロテン充実サラダ

にんじんとオレンジのサラダ

1人分	90kcal	食塩相当量0.6g	野菜　約80g

■材料(2人分)

にんじん…1本(160g)
オレンジ…100g
パセリのみじん切り…小さじ2

A
- 酢…小さじ2
- オリーブ油…小さじ2
- 塩…ミニさじ1弱
- こしょう…少量

■作り方

❶にんじんは長めのせん切りにする。
❷オレンジは薄皮から実を出して食べやすく割る。
❸ボールにAを入れて混ぜ、ドレッシングを作る。
❹③ににんじんとオレンジ、パセリを入れてよくあえる。しばらくおくと味がよくなじむ。

★応用ヒント

オレンジは季節のかんきつ類で応用を。冬はみかんも手軽で色もよい。

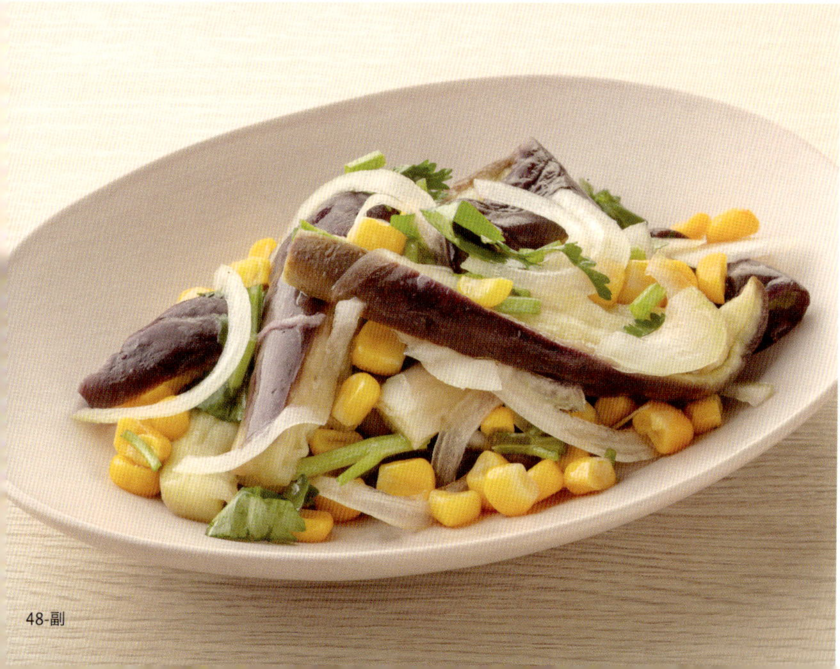

48-副

副菜

サラダ

ナンプラーと香菜の香りがあとを引く

蒸しなすのアジアンサラダ

1人分	95kcal	食塩相当量0.5g	野菜　約170g

■材料(2人分)

なす…3個(240g)
玉ねぎ…40g
粒コーン(ゆで、冷凍など)…50g
香菜…10g
A
- オリーブ油…小さじ2
- ナンプラー…小さじ½
- レモン汁…小さじ2

■作り方

❶なすはへたを除き、1個ずつラップに包み3個まとめて電子レンジ(600W)で、4分加熱する。ラップに包んだまま冷まし、縦に1㎝幅くらいに切る。

❷玉ねぎは薄切りにして水にさらし、水けをきる。コーンは水けをきる。香菜は3㎝長さに切る。

❸ボールにAを混ぜ合わせ、①、②を加えてあえる。

★応用ヒント

野菜はきゅうり、パプリカ、セロリ、トマトなど家庭にあるもので。香菜の量は好みで加減を。

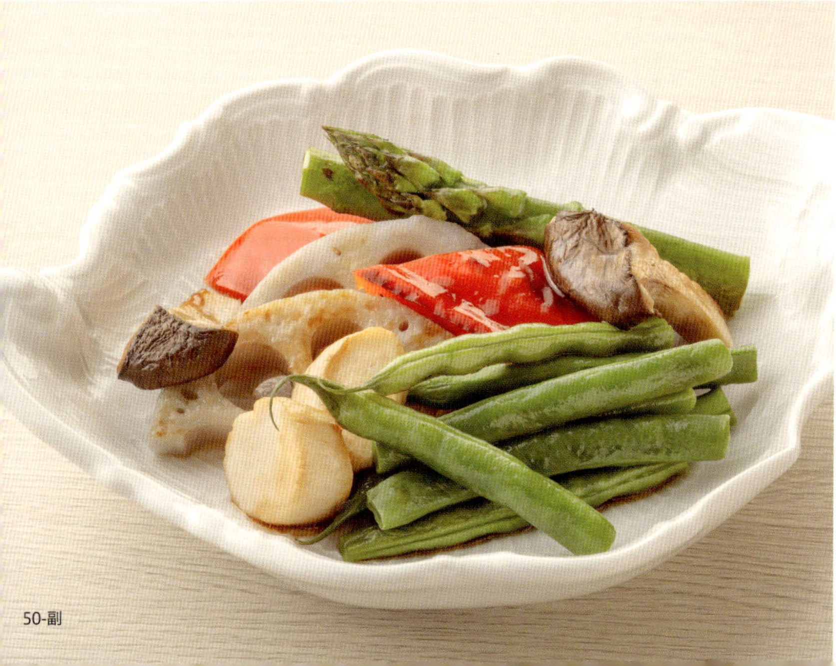

50-副

副菜

サラダ

野菜の甘みと風味を弱火でじっくり引き出す

焼き野菜のサラダ

1人分	92kcal	食塩相当量0.5g	野菜　約120g

■材料(2人分)

さやいんげん…50g
れんこん…50g
赤パプリカ…½個(90g)
グリーンアスパラガス…2本(40g)
エリンギ…1本(60g)
オリーブ油…小さじ½

A
- オリーブ油…大さじ½
- レモン汁…小さじ1
- バルサミコ酢…小さじ½
- しょうゆ…小さじ1
- はちみつ…小さじ½
- こしょう…少量

■作り方

❶さやいんげんは半分に切る。れんこんは皮を除いて5～6㎜厚さの半月切りにする。パプリカは一口大の乱切りにする。

❷アスパラガスは硬い根元とハカマを除き、半分に切る。エリンギは、軸は輪切りに、笠は縦割りにする。

❸フライパンに油を敷いて①、②を並べ、ふたをして弱火にかけ、10分ほど蒸し焼きにする。

❹器に③を盛り、Aを混ぜ合わせたドレッシングをかける。

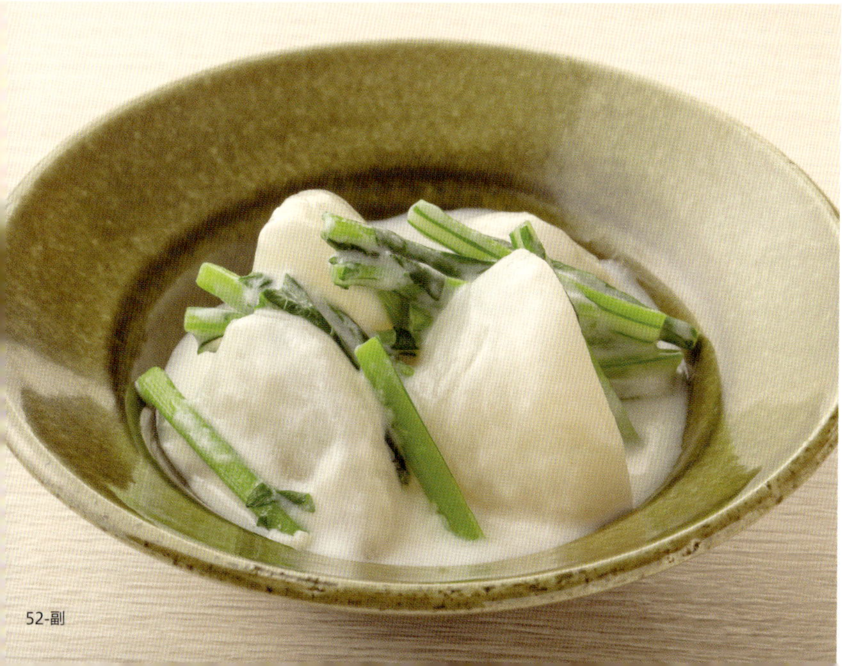
52-副

副菜

煮物

かぶの繊細な風味をまろやかな白ソースで包んで

かぶのクリーム煮

1人分	92kcal	食塩相当量0.3g	野菜　約100g

■材料(2人分)

かぶ…3個(180g)
かぶの葉…20g
水…1/3カップ
固形スープ…1/8個
牛乳…1/4カップ
┌バター…大さじ1弱
└小麦粉…小さじ2
粉チーズ…小さじ1
こしょう…少量

■作り方

❶かぶは4つ割りにする。かぶの葉は3〜4㎝長さに切る。
❷なべに水と固形スープ、かぶを入れて火にかけ、ふたをして沸騰後弱火で10分ほど煮る。
❸耐熱容器にバターと小麦粉を入れ、ラップなしで電子レンジ(600W)で30秒加熱し、よく混ぜ合わせる。
❹②にかぶの葉と牛乳を加える。煮汁の一部を③に少しずつ加えてときのばし、なべにもどし入れ、底から混ぜながら煮立ててとろみをつける。
❺粉チーズとこしょうを加えて混ぜ、ひと煮立ちさせる。

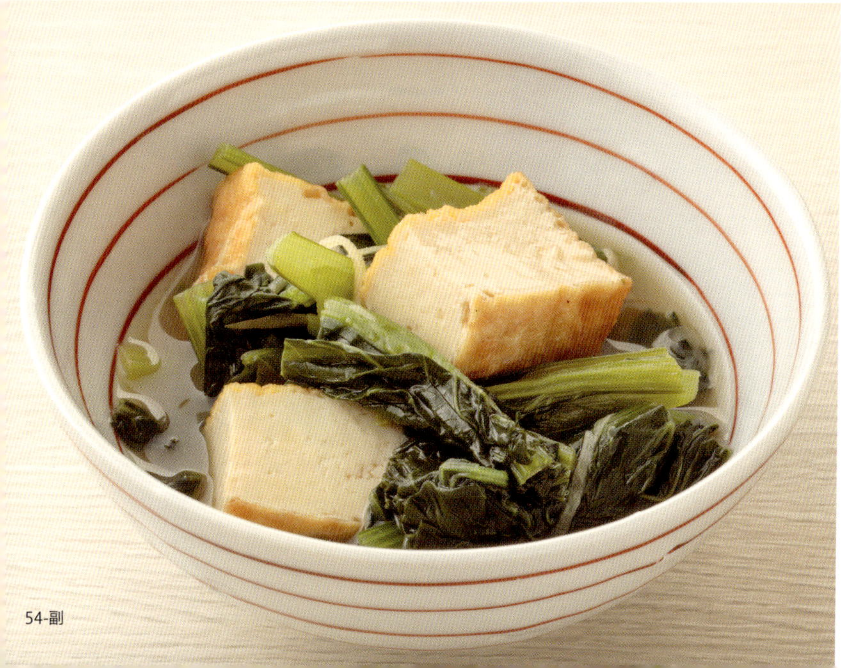
54-副

副菜

煮物

しょうがの風味がきりりときいた煮浸し

小松菜と生揚げのしょうが煮

1人分	97kcal	食塩相当量0.5g	野菜　約80g

■材料(2人分)

小松菜…150g
生揚げ…100g
しょうが…½かけ
A
- だし…½カップ
- しょうゆ…小さじ1
- みりん…小さじ1

■作り方

❶なべに湯を沸かし、小松菜を入れてさっとゆでて引き上げ、水にとる。あとの湯に生揚げを入れ、一息おいてとり出す。

❷①の小松菜は水けを絞って3cm長さに切る。生揚げは1cm厚さの色紙形に切る。しょうがはせん切りにする。

❸なべにAを入れて煮立て、生揚げを入れてふたをし、沸騰後弱火で3分ほど煮る。小松菜としょうがを加えてさらに4～5分煮る。

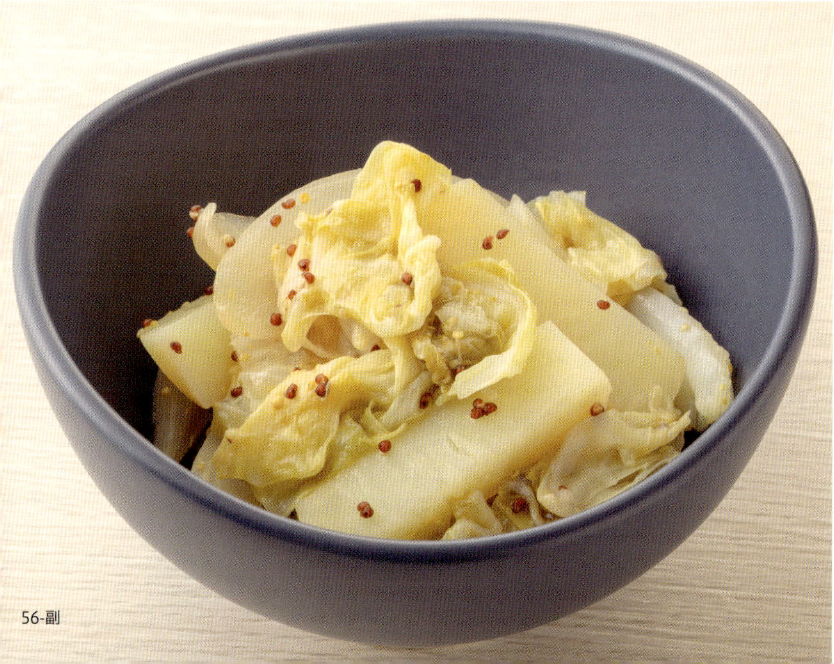
56-副

副菜

煮物

素材自体の水分で加熱。つけ合わせとしても

じゃが芋と野菜のマスタード蒸し煮

1人分	103kcal	食塩相当量0.2g	野菜　約120g

■材料（2人分）

じゃが芋…⅔個（100g）
キャベツ…3枚（180g）
玉ねぎ…¼個（50g）
A ┌ オリーブ油…小さじ1
A │ 粒マスタード…小さじ2
A └ 白ワイン…大さじ1

■作り方

❶じゃが芋は皮をむいて1cm幅の棒状に切り、水にさらし、水けをきる。

❷キャベツはざく切りにし、玉ねぎは薄切りにする。

❸なべに①、②とAを入れて混ぜ合わせ、ふたをして中火にかける。なべが熱くなったら火を弱め、15分ほど蒸し煮にする。

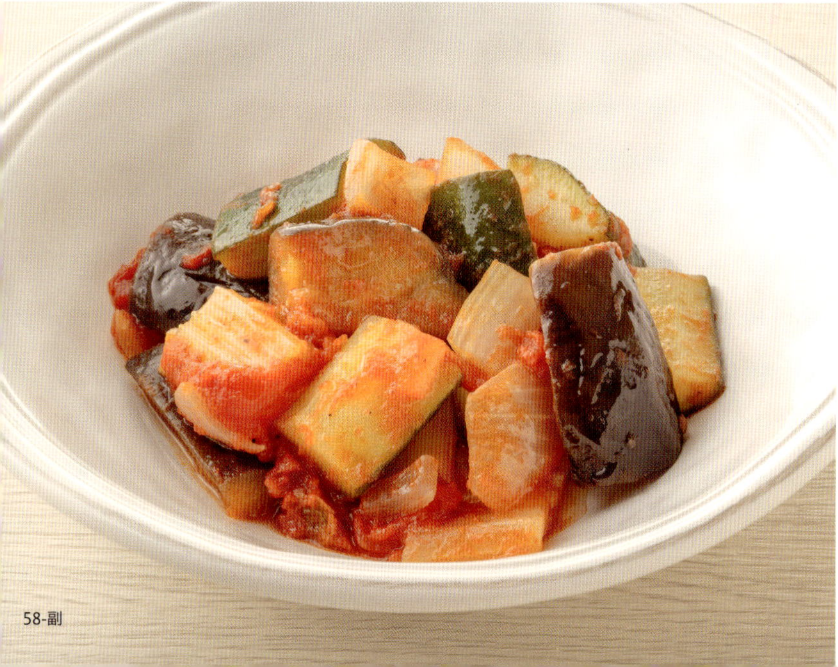

58-副

副菜

煮物

野菜のうま味を一つに凝縮。パスタのソースにも

ラタトゥイユ(夏野菜の洋風煮)

1人分	94kcal	食塩相当量0.3g	野菜　約180g

■材料(2人分)

なす…1個(80g)
ズッキーニ…½本(100g)
玉ねぎ…¼個(50g)
セロリ…¼本(25g)
にんにく…¼かけ
トマト(水煮・カット)…100g
オリーブ油…大さじ1
A［バジル(生の葉)…2枚
　 ローリエ…1枚
塩…ミニさじ½
こしょう…少量

■作り方

❶なすとズッキーニは2〜3㎝角に、玉ねぎとセロリは1.5㎝角に切り、にんにくはみじん切りにする。

❷なべに油とにんにくを入れて熱し、玉ねぎを加えてしんなりするまでいためる。セロリ、なす、ズッキーニを順に加えてはいため合わせる。

❸トマトとAを加え、ふたをして沸騰後弱火で10分ほど煮る。ふたをとって強火で煮汁を飛ばし、塩とこしょうで調味する。

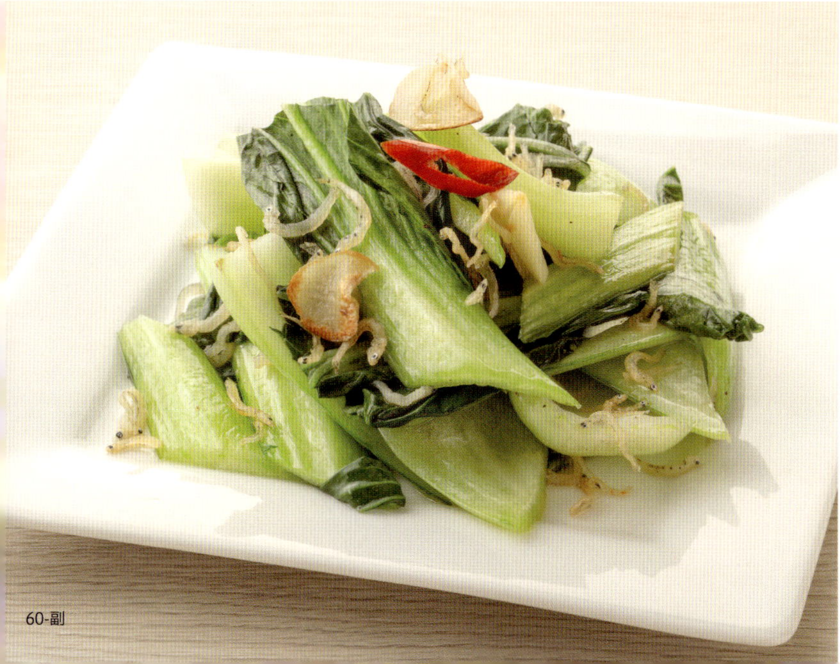
60-副

副菜

いため物

カリカリにいためたじゃこが調味役

青梗菜とじゃこのにんにくいため

1人分	91kcal	食塩相当量0.4g	野菜　約110g

■材料(2人分)

青梗菜…2株(200g)
ちりめんじゃこ…10g
にんにく…1かけ弱
赤とうがらし…½本
ごま油…大さじ1強

■作り方

❶青梗菜は葉を1枚ずつはがし、4〜5cm長さに斜めに切る。

❷にんにくは薄切りにし、赤とうがらしは斜め輪切りにする。

❸フライパンに油を熱してじゃこをカリカリにいため、にんにくを加えていためて香りを引き出す。

❹赤とうがらしと青梗菜を加えていため合わせ、色が鮮やかになりしんなりしたらすぐ器に盛る。

★応用ヒント

青梗菜のかわりに小松菜を使ってもよい。好みで、にんにくをしょうがに、じゃこを素干し桜エビにかえても。

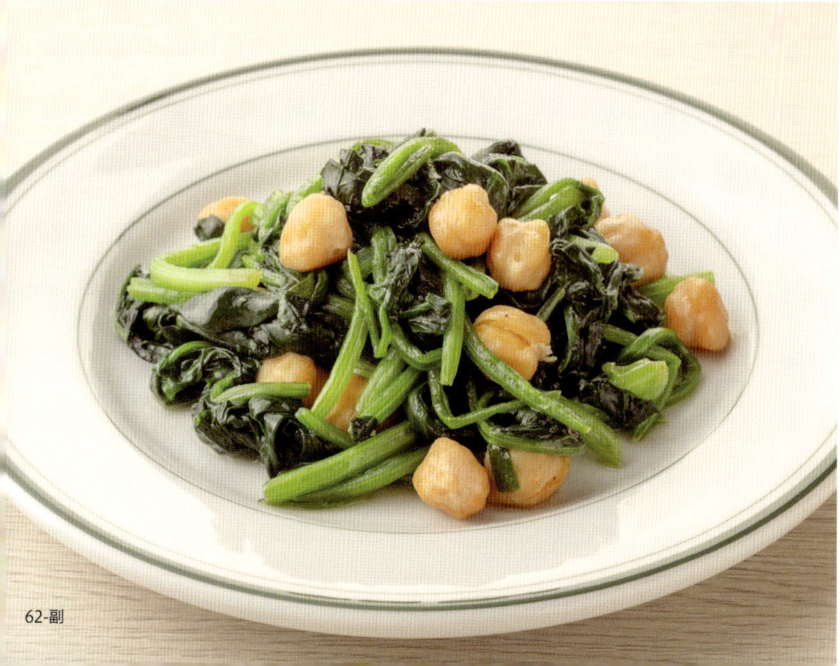

62-副

副菜

いため物

ほっくりした豆の食感がアクセントに

ほうれん草とガルバンゾーのチーズいため

1人分	102kcal	食塩相当量0.2g	野菜　約100g

■材料(2人分)

ほうれん草…200g
ガルバンゾー(ゆで)…50g
にんにく…¼かけ
バター…小さじ2
粉チーズ…小さじ1½
あらびきこしょう…少量

■作り方

❶ほうれん草はよく洗って4cm長さに切り、水けをよくきる。
❷にんにくはたたきつぶす。
❸フライパンにバターとにんにくを入れて中火にかけ、バターがとけてにんにくの香りが立ったらにんにくをとり出す。
❹③にほうれん草を加えてさっといため、ガルバンゾーも加えていため合わせる。チーズとこしょうをふっていため上げる。

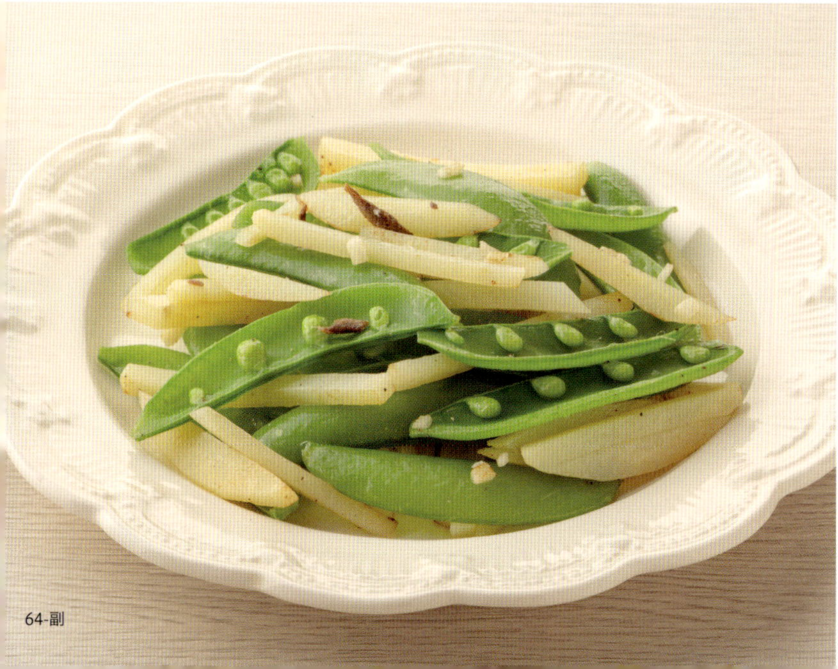
64-副

副菜

ソテー

味つけはアンチョビーの塩けで充分

スナップえんどうとじゃが芋のソテー

1人分	93kcal	食塩相当量0.2g	野菜　約50g

■材料(2人分)

スナップえんどう…100g
じゃが芋…小1個(130g)
アンチョビー…1枚(約3g)
にんにくの薄切り…1枚
オリーブ油…小さじ1
こしょう…少量

■作り方

❶スナップえんどうは筋を除いてさやを半分に割る。じゃが芋は太めのせん切りにし、水に軽くさらし、水けをきる。

❷アンチョビーは細かくたたき、にんにくはみじん切りにする。

❸フライパンに油を熱してじゃが芋をいため、透き通ってきたらえんどうと②を加えていため、ふたをして弱火で2分ほど蒸し焼きにする。

❹火が通ったら、こしょうをふっていため上げる。

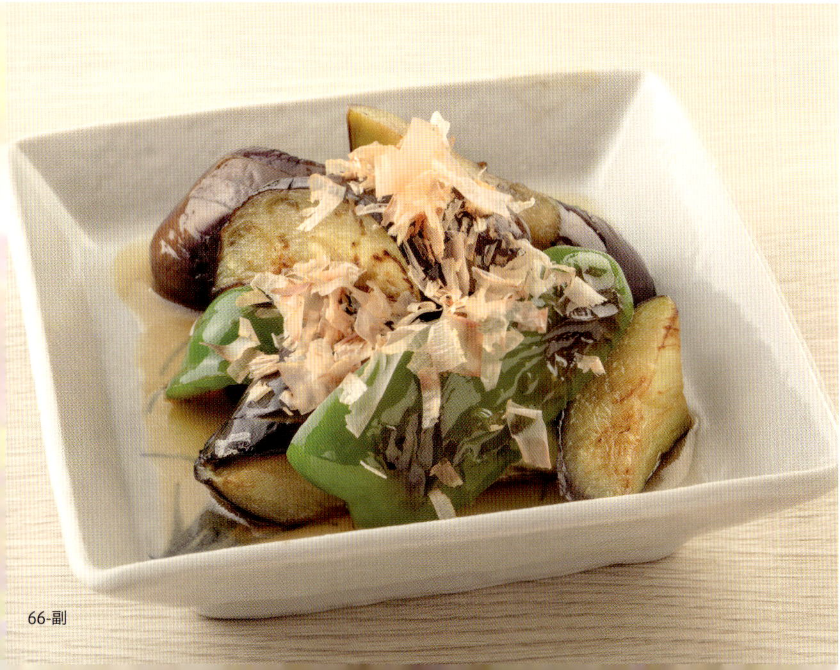

66-副

副菜

ソテー

煮物風の味わい。冷やしてもおいしい

油焼きなすのだし浸し

1人分	91kcal	食塩相当量0.5g	野菜　約110g

■材料(2人分)

なす…2個(160g)
ピーマン…2個(60g)
サラダ油…大さじ1
A
- だし…¼カップ
- みりん…小さじ1
- しょうゆ…小さじ1

削りガツオ…適量

■作り方

❶なすは一口大の乱切りにする。ピーマンは縦4等分に切る。
❷Aはボールに合わせておく。
❸フライパンに油を熱し、①を入れて焼くようにいためる。火が通ったら②のボールに入れて混ぜ合わせ、なじませる。
❹器に盛り、削りガツオをかける。

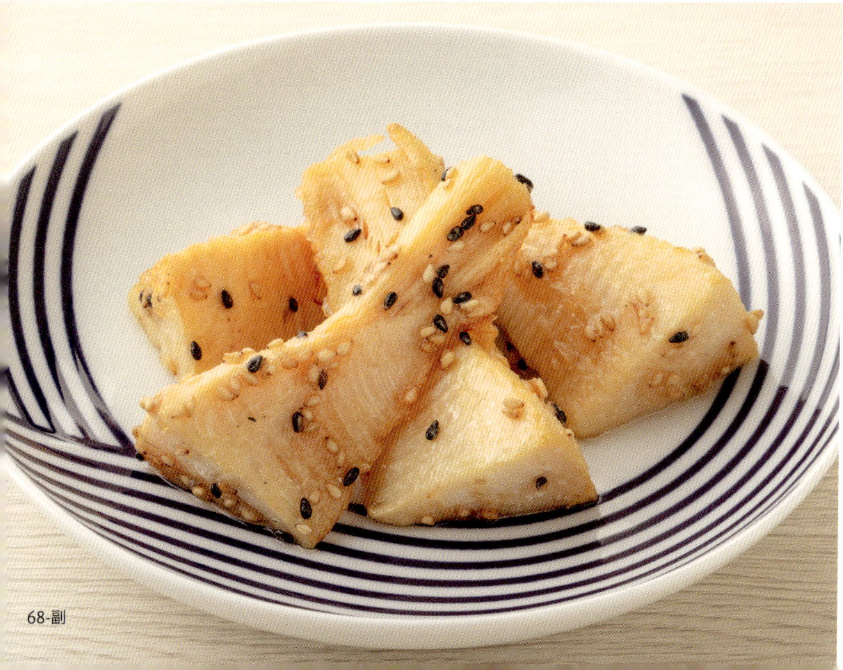

68-副

副菜

揚げ物

お酒にも合う一品。新竹の子なら風味も格別

竹の子のごまから揚げ

1人分	107kcal	食塩相当量0.4g	野菜　約70g

■材料(2人分)

竹の子(ゆでまたは水煮)…140g
しょうゆ…小さじ1
小麦粉…大さじ1
水…小さじ1
いりごま(白・黒)…混ぜて小さじ½
揚げ油…適量

■作り方

❶竹の子はくし形に切り、しょうゆをまぶす。

❷ボールに小麦粉と水を入れてとき混ぜ、ごまを加えて混ぜる。

❸揚げ油を170度に熱し、①の竹の子に②の衣をからめて入れ、からりと揚げる。

★応用ヒント

長芋、かぼちゃなども合う。ごまのかわりに青のりを衣に混ぜて揚げてもよい。

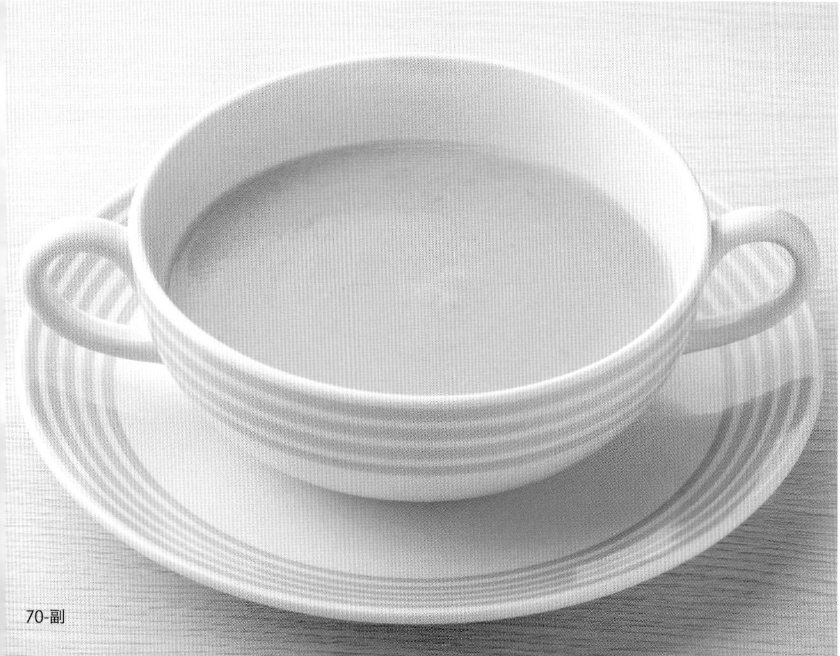

70-副

副菜 汁物

とろみづけはご飯で。体にしみるやさしい滋《じ》味《み》

にんじんのポタージュ

1人分	99kcal	食塩相当量0.4g	野菜　約70g

■材料(2人分)

にんじん…100g
玉ねぎ…30g
バター…小さじ1½
ご飯…20g
A［水…¾カップ
　固形スープ…¼個
牛乳…½カップ
こしょう…少量

■作り方

❶にんじんと玉ねぎは薄切りにする。

❷なべにバターをとかして玉ねぎをしんなりといため、にんじんを加えていためる。ご飯とAを加えてふたをし、沸騰後弱火で10分ほど煮る。

❸②のあら熱をとり、ミキサーにかけてなめらかにする。

❹なべにもどし、牛乳を加えてひと煮立ちさせ、こしょうを加える。

★調理のポイント

ご飯をとろみづけに使うと、油脂の使用量を控えることができ、胃の負担も少ない。

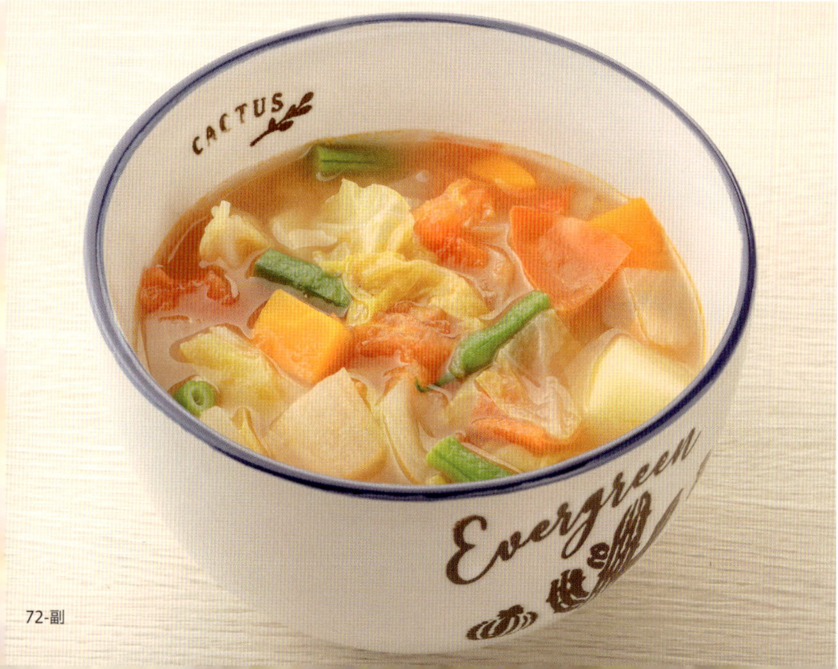

72-副

副菜

汁物

疲れたときや寒い日に、心も温まる一杯

ミネストローネスープ

1人分	101kcal	食塩相当量0.2g	野菜　約150g

■材料(2人分)

玉ねぎ・セロリ…各40g
にんじん…20g
キャベツ…1枚(60g)
じゃが芋…⅔個(100g)
トマト…1個(120g)
さやいんげん…20g
A［にんにくの薄切り…1枚
　 オリーブ油…小さじ1½
B［水…1¾カップ
　 固形スープ…¼個
バジル(生の葉・あれば)…1枚
こしょう…少量

■作り方

❶玉ねぎ、セロリ、にんじんは約1㎝角に切り、キャベツは約3㎝角に切る。
❷じゃが芋は皮をむいて約1㎝角に切り、水にさらす。トマトはざく切りにする。
❸いんげんは2㎝長さに切る。
❹なべにA、玉ねぎ、セロリ、にんじんを入れてしんなりといため、じゃが芋、キャベツを順に加えていためる。
❺トマト、B、ちぎったバジルを加えて混ぜ、ふたをして沸騰後弱火で10分ほど煮る。いんげんを加えてさらに5分煮、こしょうをふる。

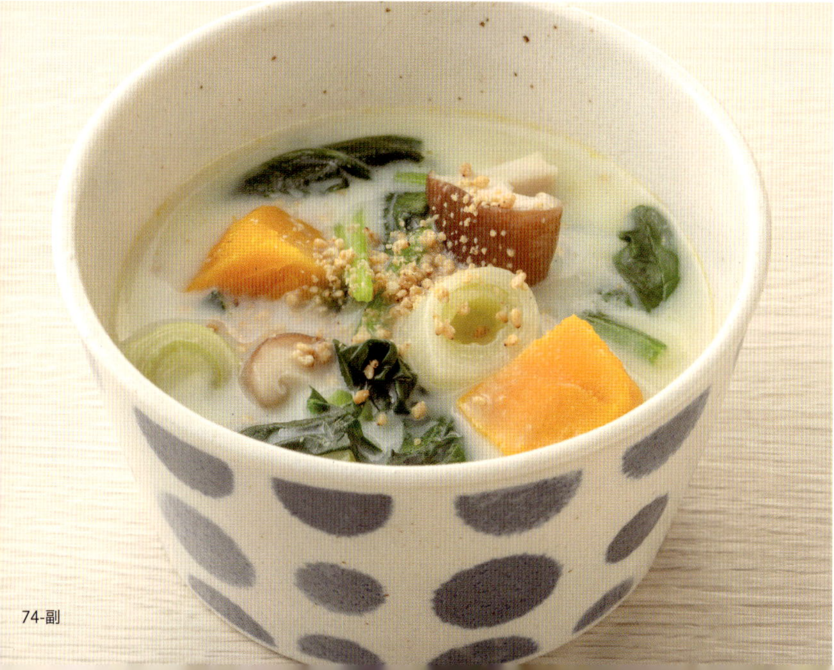

74-副

主菜

魚介
焼き物

いっしょに野菜も焼いて、ちょっと洋風に

アジの塩焼き　おろしソース

1人分	239kcal	食塩相当量1.4g	野菜　約110g

■材料(2人分)

アジ…2尾(正味200g)
塩…ミニさじ1
長芋…100g
ししとうがらし…4本(60g)
A
- 大根…150g
- しょうが…¼かけ
- オリーブ油…大さじ1
- レモン汁…小さじ1

しょうゆ…小さじ1

■作り方

❶アジはぜいご、えら、わたを除いてよく洗い、水けをふく。表の皮に切り目を入れて塩をふり、7〜8分おき、再び水けをふく。

❷長芋は皮をむいて拍子木切りにし、ししとうはへた先を落とす。

❸大根はすりおろして汁を軽くきり、しょうがもすりおろし、Aの他の材料と混ぜ合わせてソースを作る。

❹魚焼きグリルに①と②をのせて香ばしく焼き、焼けたものからとり出す。器に盛り、アジに③のソースをかけ、しょうゆをかける。

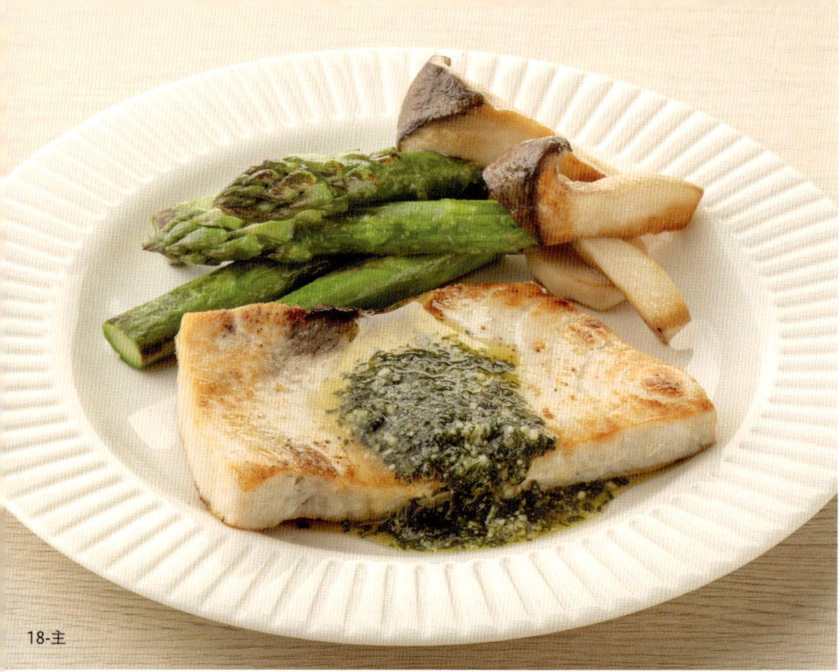

18-主

主菜 魚介 ソテー

生のバジルとにんにくで香り際立つソースに

カジキのソテー　バジルソース

1人分	248kcal	食塩相当量1.2g	野菜　約40g

■材料（2人分）

カジキ…2切れ（200g）

A
- 塩…ミニさじ1弱
- こしょう…少量

グリーンアスパラガス…4本（80g）

エリンギ…1本（60g）

オリーブ油…小さじ1

B
- バジル（生の葉）…4枚
- にんにく…¼かけ
- 粉チーズ…小さじ1
- オリーブ油…大さじ1
- 塩…ミニさじ1弱
- こしょう…少量

■作り方

❶カジキはAをふる。

❷アスパラガスは硬い根元とハカマを除いて長さを3等分に切る。エリンギは長さを半分に切り、軸は輪切りにし、笠は4つ割りにする。

❸バジルとにんにくはみじん切りにし、Bの他の材料と混ぜ合わせる。

❹フライパンに油を熱し、①、②を並べて中火弱で両面を色よく焼く。

❺火が通ったら器に盛り、③のソースをかける。

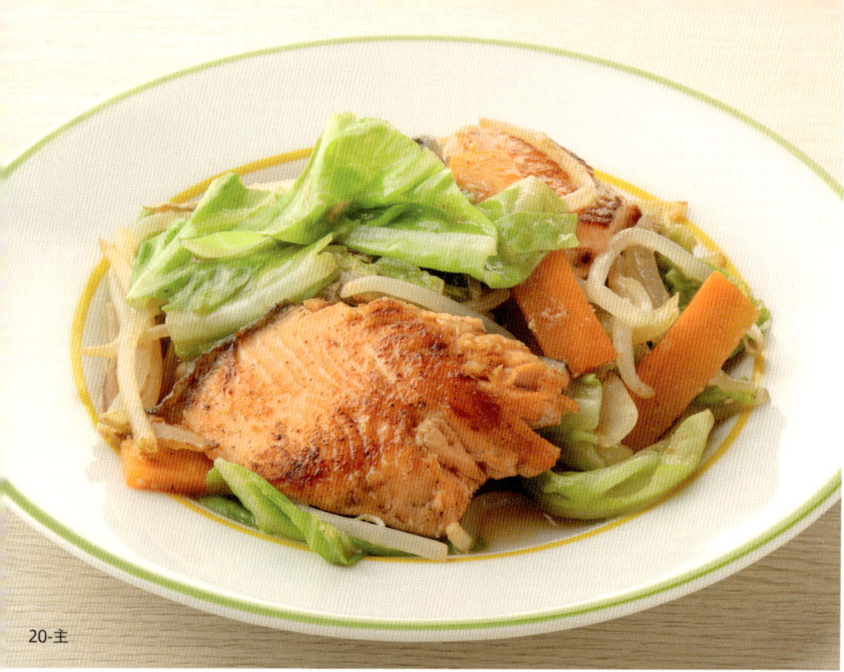
20-主

主菜　魚介　いため物

野菜もたっぷりとれる、ちゃんちゃん焼き風

サケのバターみそいため

1人分	254kcal	食塩相当量1.3g	野菜　約140g

■材料(2人分)

生ザケ…2切れ(160g)

A
- 酒…小さじ1
- こしょう…少量

玉ねぎ…¼個(50g)

キャベツ…2枚(120g)

にんじん…30g

もやし…80g

バター…小さじ2

B
- みそ…大さじ1
- みりん…小さじ1

■作り方

❶サケは大きめの一口大に切り、Aをまぶす。

❷玉ねぎは薄切り、キャベツは大きめの色紙切り、にんじんは短冊切りにする。Bは混ぜ合わせる。

❸フライパンにバターをとかし、①を入れて両面を色よく焼く。火が通ったらにんじん、玉ねぎ、キャベツ、もやしを順に加えていためる。

❹Bを加え、さっといため合わせる。

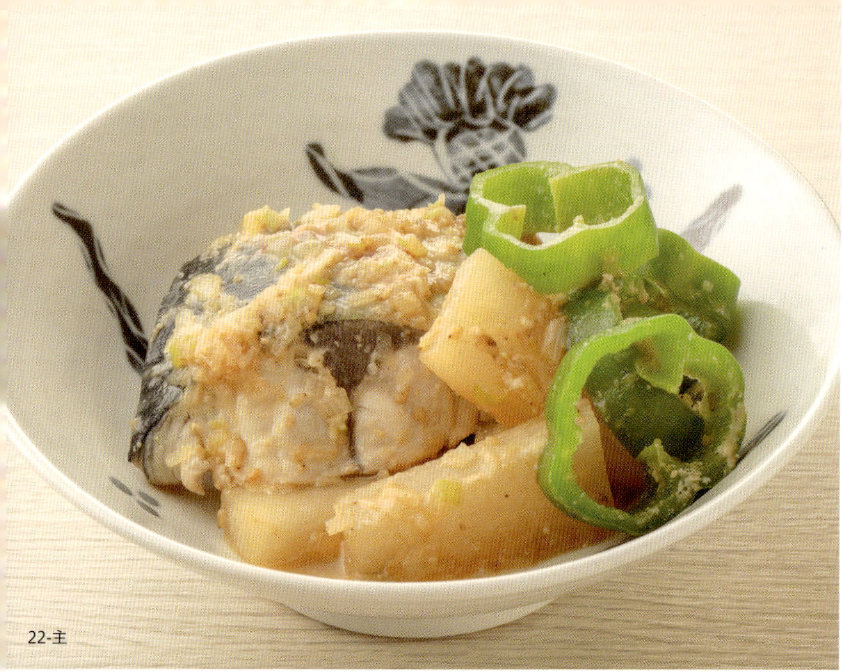
22-主

主菜　魚介　煮物

ごまやねぎの風味とコクでおいしく減塩

サバの香味みそ煮

1人分	271kcal	食塩相当量1.4g	野菜　約80g

■材料(2人分)

サバ…2切れ(140g)
ピーマン…2個(60g)
大根…80g

A
- こんぶだし…½カップ
- みそ…大さじ1
- 砂糖…小さじ1
- 酒…大さじ3
- ねぎ(みじん切り)…¼本(25g)
- すり白ごま…小さじ2
- ごま油…小さじ1

■作り方

❶サバは皮に切り目を入れ、ざるにのせて熱湯をかける。

❷大根は大きめの短冊切りにし、ピーマンは厚めの輪切りにする。

❸なべにAを合わせて火にかけ、大根を入れる。煮立ったら①とピーマンを加え、軽くもんだアルミ箔で落としぶたをし、中火で10分ほど煮る。

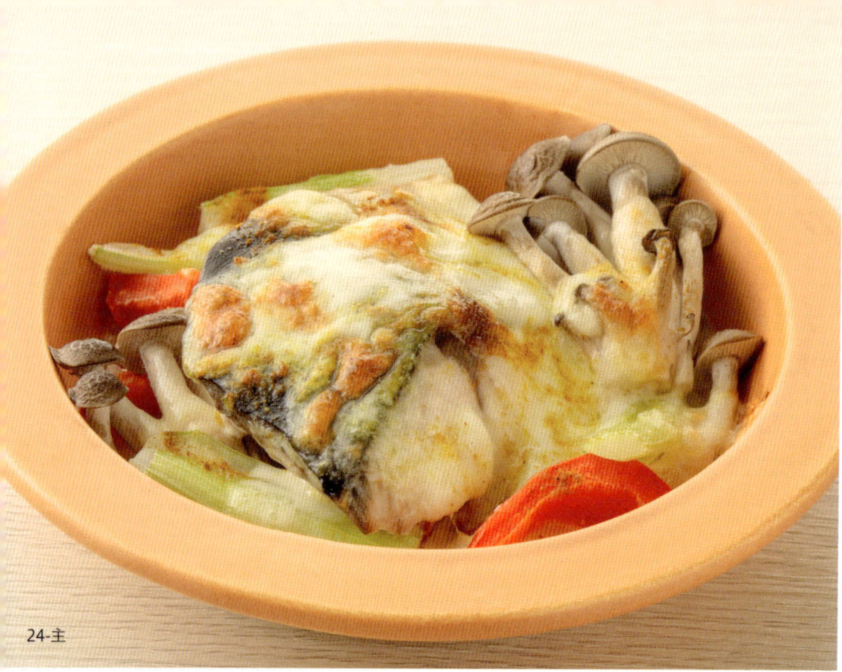
24-主

主菜

魚介

焼き物

カレーやチーズの香りで魚が苦手な人にもおすすめ

サバとセロリのチーズ焼き

1人分	246kcal	食塩相当量1.0g	野菜　約50g

■材料(2人分)

サバ…2切れ(140g)

A［しょうゆ…小さじ1
　 カレー粉…小さじ1/5

セロリ…1/2本(50g)

赤パプリカ…1/4個(45g)

しめじ…40g

塩…ミニさじ1/2

カレー粉…小さじ1/4

モッツァレラチーズ…40g

■作り方

❶サバはAをまぶしておく。

❷セロリは筋を除いて5㎜幅に切り、パプリカは乱切りにする。しめじは小房に分ける。

❸チーズは細かく刻む。

❹耐熱皿に②を混ぜて入れ、塩をふる。上に①をのせ、③をかけてカレー粉をふり、230度のオーブンで10分ほど焼く。

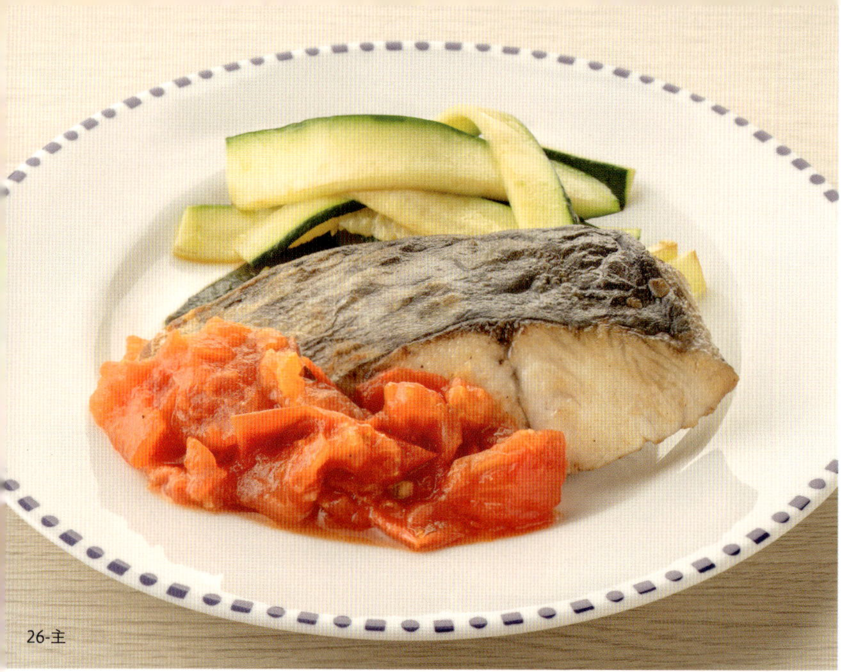
26-主

主菜

魚介

ソテー

生のトマトで作るソースに魚の風味が引き立つ

サワラのソテー　トマトソース

1人分	249kcal	食塩相当量1.3g	野菜　約110g

■材料(2人分)

サワラ…2切れ(200g)

A［塩…ミニさじ1
　こしょう…少量

小麦粉…小さじ2

ズッキーニ…100g

オリーブ油…小さじ2

トマト…1個(120g)

にんにく(みじん切り)…¼かけ

白ワイン…小さじ2

B［塩…ミニさじ1弱
　こしょう…少量

■作り方

❶サワラはAをふって5分ほどおき、水けをふいて小麦粉を薄くまぶす。

❷ズッキーニは約10cm長さの短冊切りにする。トマトは乱切りにする。

❸フライパンに油の半量を熱して①を並べ、中火弱で両面を焼き、途中で脇にズッキーニも加えて焼く。器に盛る。

❹あいたフライパンに残りの油を熱してにんにく、トマトをいため、ワインを加えて煮立て、Bで調味し、トマトがくずれるまで煮る。③の魚にかける。

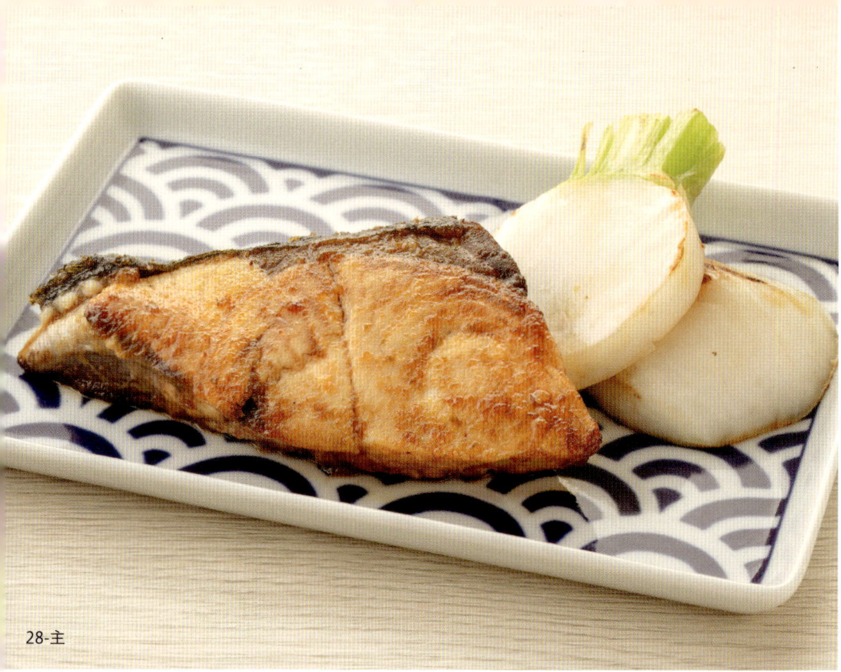
28-主

主菜　魚介 焼き物

ほんのり辛味のきいた風味だれが大人の味わい

ブリのゆずこしょう照り焼き

1人分	251kcal	食塩相当量1.5g	野菜　約30g

■材料(2人分)

ブリ…2切れ(160g)
塩…ミニさじ⅔
小麦粉…小さじ2弱
かぶ…小1個(60g)
オリーブ油…小さじ1
A しょうゆ…小さじ2
A みりん…小さじ1
A ゆずこしょう…小さじ¼

■作り方

❶ブリは塩をふって5分ほどおき、水けをふいて小麦粉を薄くまぶす。
❷かぶは縦に4等分に切る。Aは混ぜ合わせておく。
❸フライパンに油を熱して魚とかぶを並べ、中火弱で両面を色よく焼く。かぶは火が通ったらとり出す。
❹魚に火が通ったらAをかけ、火を止めて余熱で全体にからめる。
❺器に盛り、からめたあとの汁をかけ、かぶを添える。

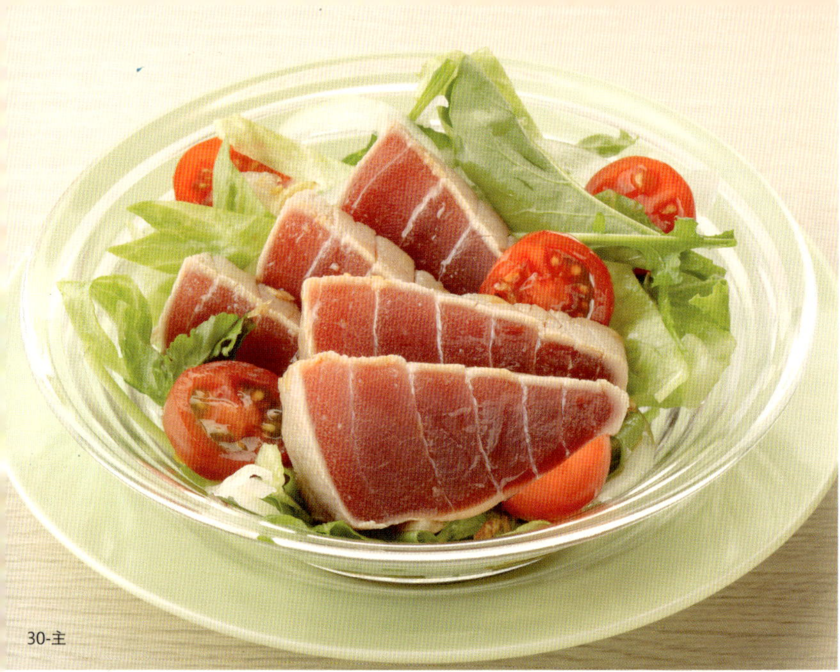

30-主

主菜 魚介 サラダ

刺身をさっと焼いてバルサミコ酢ドレッシングで

マグロの焼きたたきサラダ

1人分	266kcal	食塩相当量1.5g	野菜　約100g

■材料(2人分)

マグロ中トロ(さく)…160g

A ┌ オリーブ油…小さじ½
　 └ 塩…ミニさじ1弱

玉ねぎ…¼個(50g)

レタス…2枚(60g)

ルッコラ…2株(30g)

ミニトマト…4個(60g)

B ┌ しょうゆ・オリーブ油…各小さじ2
　 │ バルサミコ酢…小さじ1
　 │ レモン汁…小さじ1
　 │ にんにく(みじん切り)…少量
　 └ こしょう…少量

■作り方

❶マグロは、Aの油を熱したフライパンで表面全体をさっと焼き、すぐに氷水にとって冷やす。水けをふいて塩をふり、食べやすく切る。

❷玉ねぎは薄切りにして水にさらす。レタス、ルッコラは食べやすくちぎり、ミニトマトは輪切りにする。

❸②の水けをよくきって器に盛り合わせ、マグロをのせ、Bを混ぜ合わせたドレッシングをかける。

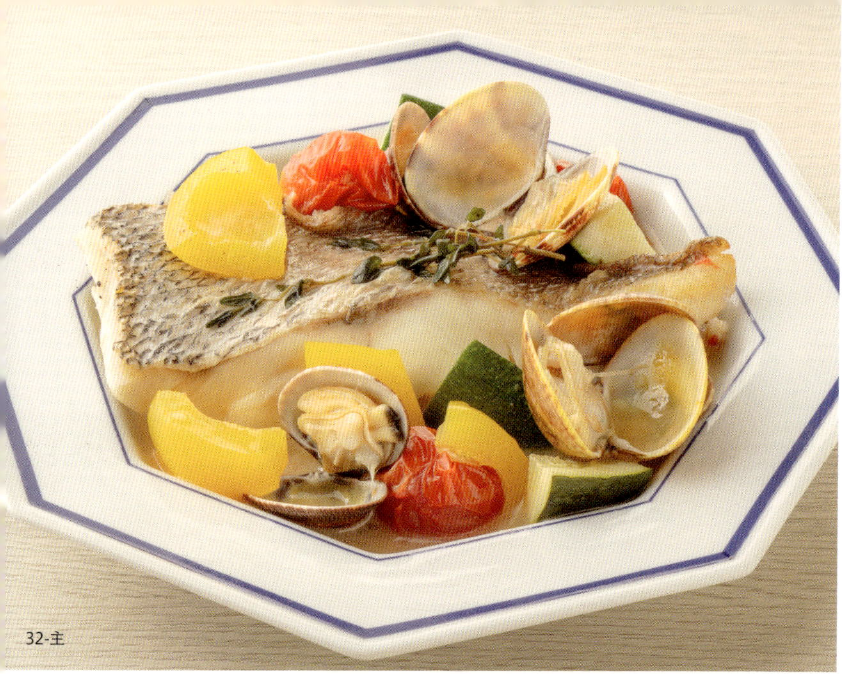
32-主

主菜

魚介
煮物

魚介のうま味をシンプルに生かすイタリア料理

アクアパッツァ

1人分	249kcal	食塩相当量1.7g	野菜　約110g

■材料(2人分)

タイ…2切れ(200g)

A
- 塩…ミニさじ1
- こしょう…少量

アサリ殻つき…150g

ズッキーニ…½本(80g)

黄パプリカ…¼個(45g)

ミニトマト…6個(90g)

にんにく(縦半分に切る)…1かけ

オリーブ油…大さじ1

B
- 白ワイン…大さじ2
- 水…½カップ
- ローリエ…1枚　タイム…1枝

塩…ミニさじ½弱

こしょう…少量

■作り方

❶タイはAをふる。アサリは殻をよく洗う。

❷ズッキーニとパプリカは一口大の角切りにし、ミニトマトはへたを除く。

❸フライパンに油の半量とにんにくを入れて熱し、水けをふいたタイを入れて両面を焼きつける。アサリ、B、②を加え、ふたをして10分ほど煮る。

❹最後に残りの油をかけ、塩、こしょうで調味する。

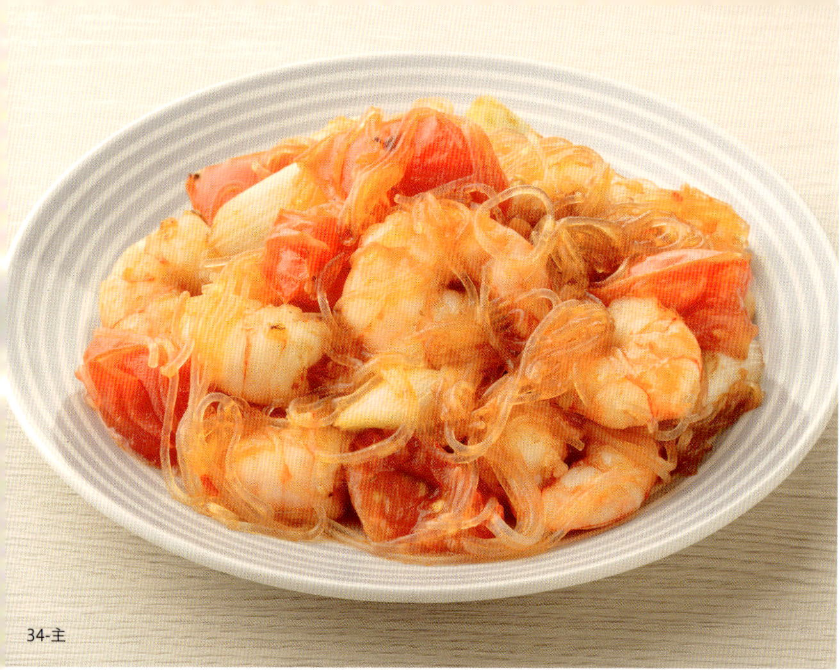
34-主

主菜

魚介
いため物

あふれるうま味を吸ったはるさめも美味

エビとトマトの豆《トウ》板《バン》醤《ジャン》いため

1人分	273kcal	食塩相当量1.5g	野菜　約90g

■材料(2人分)

エビ(無頭・殻むき)…200g

A
- こしょう…少量
- 酒…小さじ1
- かたくり粉…小さじ2

トマト(くし形に切る)…1個(120g)

はるさめ(乾)…40g

B
- ねぎ(斜め切り)…½本(50g)
- にんにく(みじん切り)…¼かけ
- しょうが(みじん切り)…½かけ

ごま油…大さじ1

豆板醤…小さじ¼

C
- しょうゆ…小さじ2
- 酒…小さじ2
- 砂糖…小さじ1

■作り方

❶エビは背わたを除き、Aをもみ込む。

❷はるさめは熱湯でもどし、水けをきって食べやすい長さに切る。

❸フライパンに油を熱し、エビを中火でいため、油が回ったらBを加えて香りよくいため、豆板醤を加えてさらにいためる。

❹③にトマト、②を加え、Cで調味していため上げる。

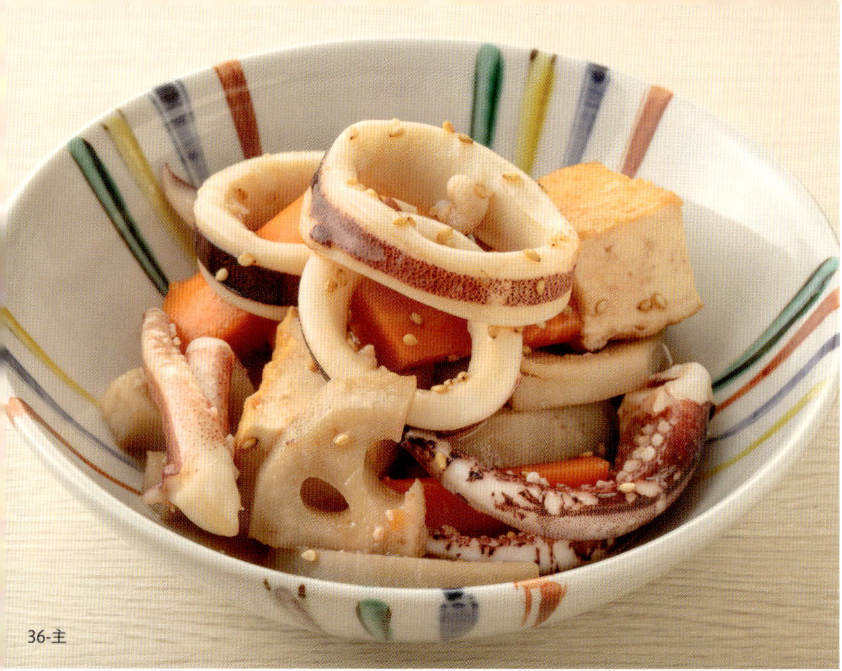
36-主

主菜

魚介
煮物

イカは最後に加えてふっくらと煮上げる

イカと生揚げの甘辛煮

1人分	253kcal	食塩相当量1.5g	野菜　約70g

■材料(2人分)

スルメイカ…1杯(正味200g)
生揚げ…½枚(100g)
れんこん…80g
にんじん…60g
ごま油…小さじ2

A
- だし…¾カップ
- しょうゆ…小さじ2
- 砂糖…小さじ1
- 酒…大さじ1

いり白ごま…少量

■作り方

❶イカは足をわたごと胴から抜き、胴は軟骨を除いて洗い、輪切りにする。足はわたを除いて食べやすく切る。

❷生揚げは熱湯をかけて油抜きし、一口大に切る。れんこんは厚めのいちょう切り、にんじんは厚めの短冊切りにする。

❸なべに油を熱してれんこんとにんじんをいため、Aと生揚げを加え、ふたをする。煮立ったら火を弱めて10分ほど煮る。

❹最後に①を加えて混ぜ、さらに4〜5分煮る。器に盛り、ごまをふる。

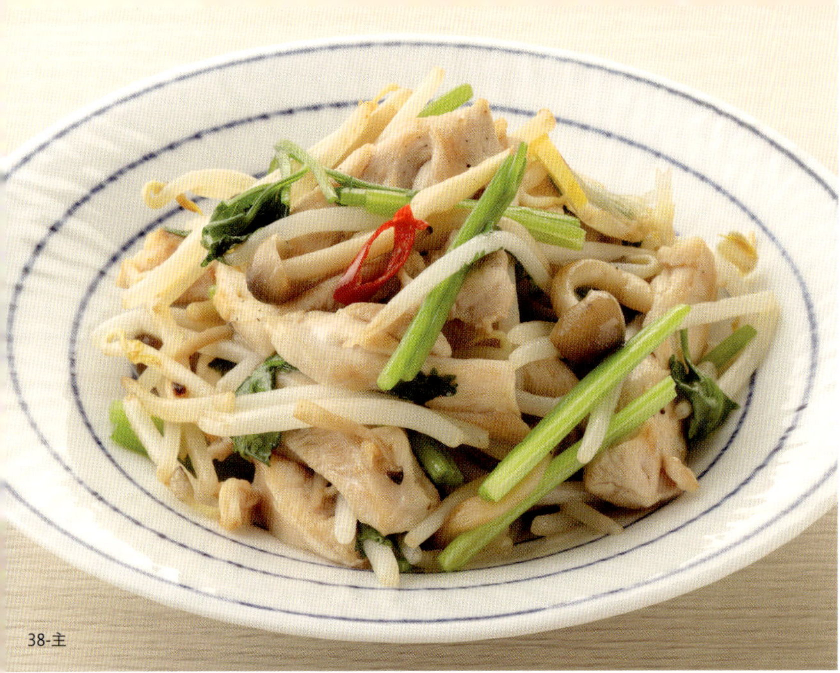
38-主

主菜

鶏肉

いため物

ナンプラーとレモンできりっとまとめて

鶏肉ときのこのエスニックいため

1人分	257kcal	食塩相当量1.5g	野菜　約100g

■材料(2人分)

鶏もも肉…160g
もやし…150g
しめじ…100g
香菜…50g
にんにく…¼かけ
赤とうがらし(種を除く)…½本
レモンの半月切り…4枚
オリーブ油…大さじ1
ナンプラー…小さじ2

■作り方

❶鶏肉は1cm幅の棒状に切る。しめじは小房に分け、香菜は4cm長さに切る。

❷にんにくはみじん切りにし、赤とうがらしは斜め薄切りにする。

❸フライパンに油を熱して鶏肉をいため、火が通ったら②としめじ、もやしを加えていためる。しんなりしてきたら、香菜、レモン、ナンプラーを加えてさっといため上げる。

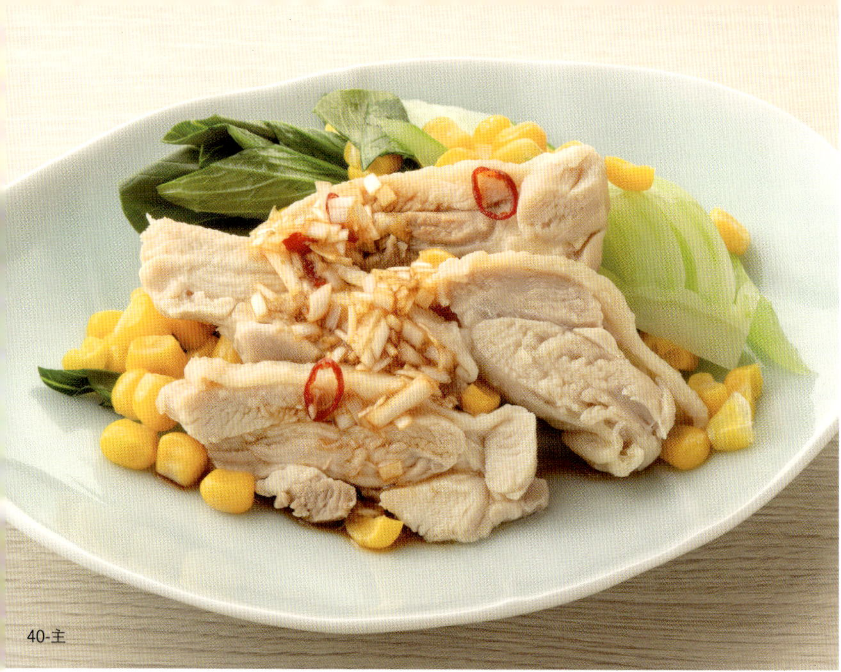

40-主

主菜

鶏肉

蒸し物

薬味たっぷりの香味ソースが味の決め手

蒸し鶏の中国風ソース

1人分	236kcal	食塩相当量1.6g	野菜　約80g

■材料(2人分)

鶏もも肉…160g

A
- 酒…小さじ1
- しょうが…薄切り2枚
- ねぎ(青い部分)…4㎝

青梗菜…大1株(120g)

粒コーン(ゆで、缶詰など)…40g

B
- しょうゆ…大さじ1
- 酢…小さじ1
- 砂糖…小さじ½
- 赤とうがらしの輪切り…½本分
- ごま油…小さじ2
- にんにく(みじん切り)…少量
- ねぎ(みじん切り)…小さじ1
- 粉ざんしょう…少量

■作り方

❶鶏肉は耐熱皿にのせてAをかけ、ラップをして電子レンジ(600W)で3分加熱し、ラップのまま冷ます。

❷青梗菜は縦4つ割りにし、葉と根元を交互に重ねてラップに包み、電子レンジで1分半加熱し、冷ます。

❸Bは混ぜ合わせてソースを作る。

❹①、②は食べやすく切る。コーンとともに器に盛り、③をかける。

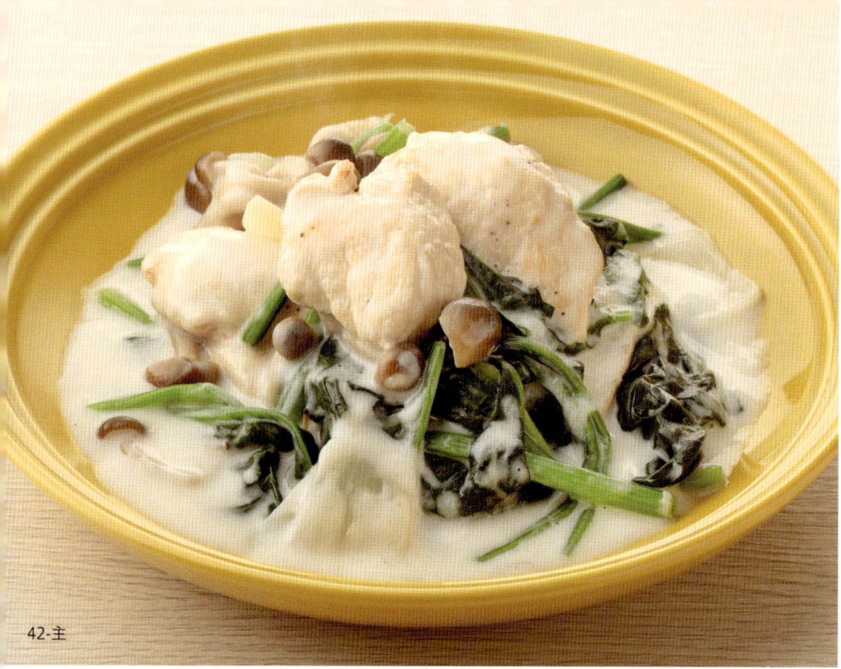
42-主

主菜 鶏肉 煮物

手軽にできる白ソースで低脂肪の胸肉もしっとり

鶏肉とほうれん草のクリーム煮

1人分	262kcal	食塩相当量1.4g	野菜　約80g

■材料(2人分)

鶏胸肉(皮なし)…200g
塩…ミニさじ1弱　こしょう…少量
ほうれん草(4cm長さに切る)…100g
玉ねぎ(角切り)…¼個(50g)
しめじ(小房に分ける)…100g
サラダ油…小さじ1
A［水…½カップ　固形スープ…⅛個
牛乳…¾カップ
B［バター…小さじ2
　 小麦粉…大さじ1
C［塩…ミニさじ1弱
　 こしょう…少量

■作り方

❶鶏肉は一口大のそぎ切りにし、塩、こしょうをふる。

❷なべに油を熱して①と玉ねぎを軽くいため、Aとしめじを加え、ふたをして沸騰後弱火で10分煮る。ほうれん草を加えてさらに2～3分煮、牛乳を加える。

❸耐熱容器にBを入れてラップなしで電子レンジ(600W)で30秒加熱し、よく混ぜ合わせ、②の煮汁を少しずつ加えてときのばす。

❹③を②の汁に加えてとき混ぜ、数分煮立ててとろみをつけ、Cで調味する。

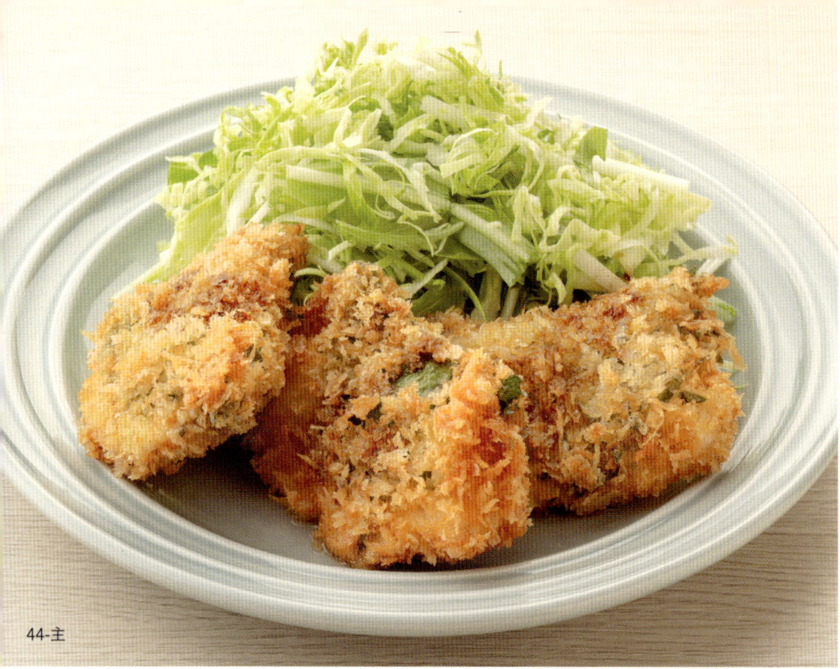

44-主

主菜 鶏肉 揚げ物

さわやか風味の一口カツはお弁当にも最適

青じそ巻きチキンカツ

1人分	253kcal	食塩相当量1.3g	野菜　約50g

■材料(2人分)

鶏胸肉(皮なし)…160g
塩…ミニさじ1弱
こしょう…少量
青じそ…6枚
┌ 小麦粉…適量
│ 卵…小½個
└ パン粉…20g
揚げ油…適量
キャベツ…1枚(60g)
水菜…30g
ウスターソース…小さじ2

■作り方

❶鶏肉は6等分にそぎ切りにし、塩、こしょうをふる。
❷①を青じそで包み、小麦粉、とき卵、パン粉の順に衣をまぶす。
❸キャベツはせん切り、水菜は3㎝長さに切り、混ぜ合わせる。
❹揚げ油を170度に熱し、②を色よくからりと揚げる。
❺④と③を器に盛り合わせ、食べるときにソースをかける。

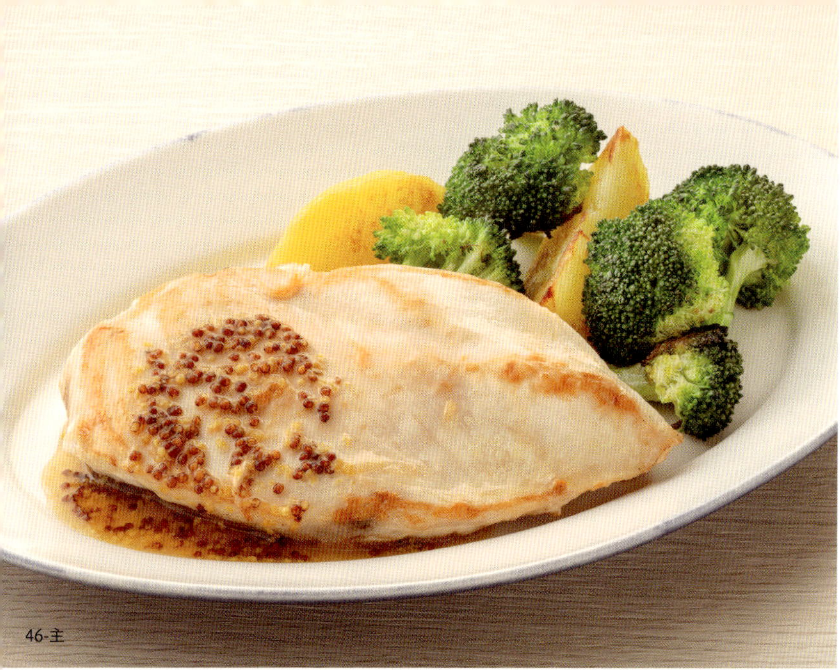
46-主

主菜

鶏肉

ソテー

はちみつ入りのマイルドで風味豊かなソースで

鶏肉のソテー　マスタードソース

1人分	271kcal	食塩相当量1.4g	野菜　約40g

■材料(2人分)

鶏胸肉(皮なし)…大1枚(250g)

A
- 塩…ミニさじ1
- こしょう…少量

じゃが芋…小1個(130g)

ブロッコリー…80g

バター…小さじ1

オリーブ油…小さじ1

B
- 粒マスタード…大さじ½
- はちみつ…大さじ½
- 白ワイン…大さじ1
- 塩…ミニさじ1弱
- こしょう…少量

■作り方

❶鶏肉は厚みを半分に切り、Aをふる。

❷じゃが芋は皮を洗ってラップに包み、電子レンジ(600W)で2分強加熱して火を通し、皮をむいてくし形に切る。ブロッコリーは小房に分け、さらに縦に2〜3等分に切る。

❸フライパンにバターをとかし、②を色づくまで焼き、とり出す。

❹次にオリーブ油を熱して①を入れ、中火弱で両面を色よく焼いて中まで火を通す。器に盛り、③を添える。

❺あいたフライパンにBを入れて煮立て、ソテーした肉にかける。

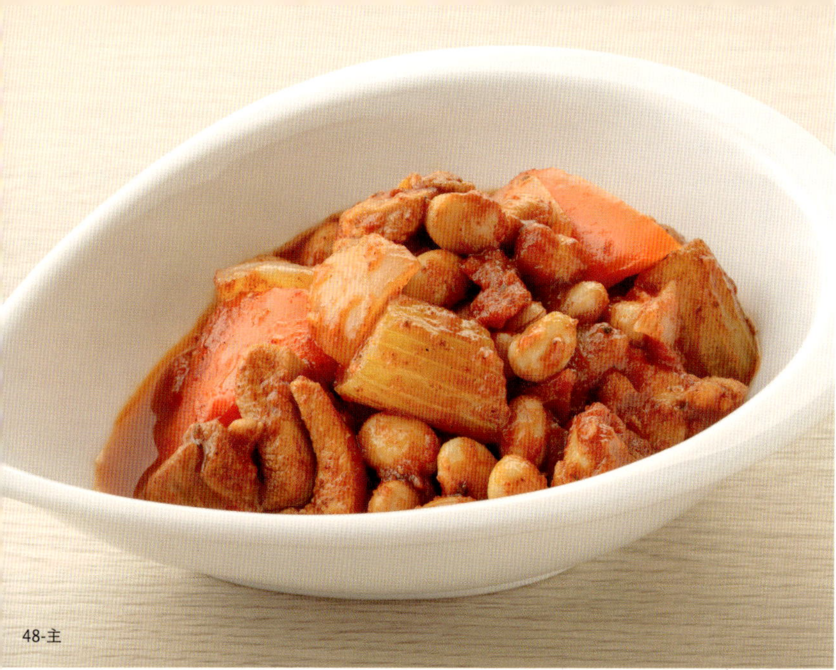
48-主

主菜　鶏肉　煮物

大豆が苦手な子にもおすすめ

鶏肉と大豆のチリトマト煮

1人分	261kcal	食塩相当量1.2g	野菜　約140g

■材料(2人分)

鶏もも肉(皮なし)…150g

A［塩…ミニさじ⅔　こしょう…少量

大豆(ゆで)…100g

玉ねぎ…¼個(50g)

セロリ…¼本(25g)

赤パプリカ…¼個(45g)

にんにく…¼かけ

オリーブ油…小さじ2

B［水…¼カップ
トマト(水煮・カット)…150g
チリパウダー…大さじ½
ローリエ…1枚

塩…ミニさじ1

こしょう…少量

■作り方

❶鶏肉は大きめの角切りにし、Aをふる。玉ねぎ、セロリ、パプリカは角切りに、にんにくはみじん切りにする。

❷なべに油を熱し、鶏肉とにんにくをいため、玉ねぎ、セロリ、パプリカを加えていため、Bと大豆を加える。

❸ふたをして沸騰後弱火で15分ほど煮、塩、こしょうで調味する。

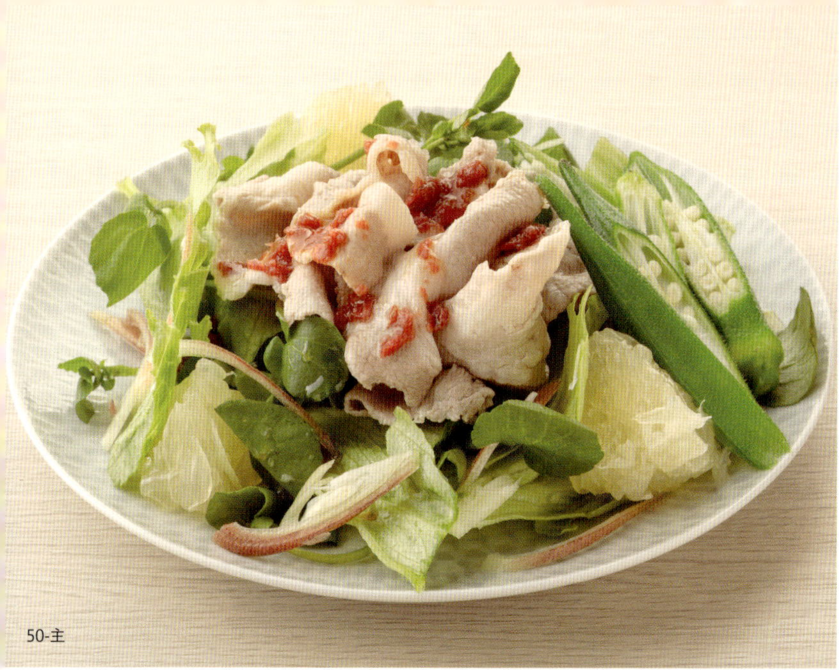

50-主

主菜

豚肉
サラダ

ビタミンB1豊富な豚肉＋梅肉の酸味で夏バテ予防

豚肉の冷しゃぶサラダ

1人分	275kcal	食塩相当量1.6g	野菜　約90g

■材料（2人分）

豚ロースしゃぶしゃぶ用薄切り肉…140g
オクラ…4本（80g）
レタス…2枚（60g）
クレソン（葉先）…20g
みょうが…1個（20g）
グレープフルーツ…60g

A
- 梅干し（果肉をたたく）…½個（5g）
- 酢…小さじ2
- サラダ油…大さじ1
- しょうゆ…小さじ1
- 塩…ミニさじ1弱
- 砂糖…小さじ¼

■作り方

❶豚肉は色が変わるまでさっとゆで、冷まして食べやすく切る。

❷レタスは食べやすくちぎる。オクラはさっとゆでて冷まし、斜め半分に切る。みょうがは縦半分に切ってせん切りにする。

❸グレープフルーツは実をとり出して大きくほぐす。

❹②、③とクレソンを混ぜ合わせて冷やし、器に盛る。①をのせ、Aを混ぜた梅肉ドレッシングをかける。

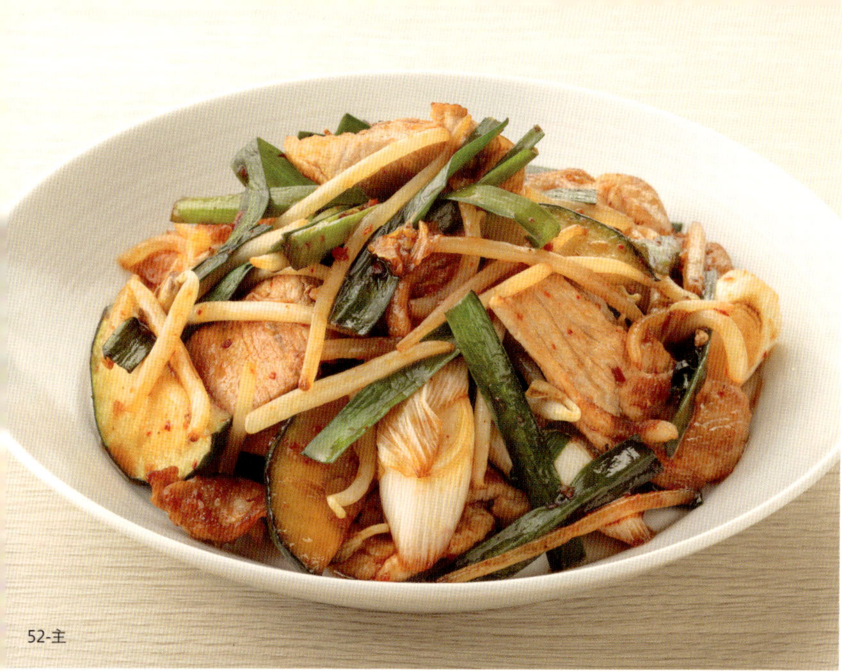

52-主

主菜

豚肉
いため物

酢を加えることで味がより引き締まる

豚肉と野菜のキムチいため

1人分	244kcal	食塩相当量1.2g	野菜　約170g

■材料(2人分)

豚もも薄切り肉…160g
もやし…100g
ズッキーニ…½本(100g)
にら…½束(50g)
白菜キムチ漬け(カットずみ)…60g
にんにく…¼かけ
ねぎ…¼本(25g)
ごま油…大さじ1
A［しょうゆ…小さじ1
　 酢…小さじ2
こしょう…少量

■作り方

❶豚肉は一口大に切る。
❷ズッキーニは縦半分に切って斜め薄切りにし、にらは3cm長さに切る。
❸にんにくは薄切りにし、ねぎは斜め切りにする。
❹フライパンにごま油を熱して③と①を入れていため、肉の色が変わったらズッキーニ、もやし、キムチの順に加えてさっといためる。
❺Aで調味し、最後に、にらを加えてこしょうをふり、いため合わせる。

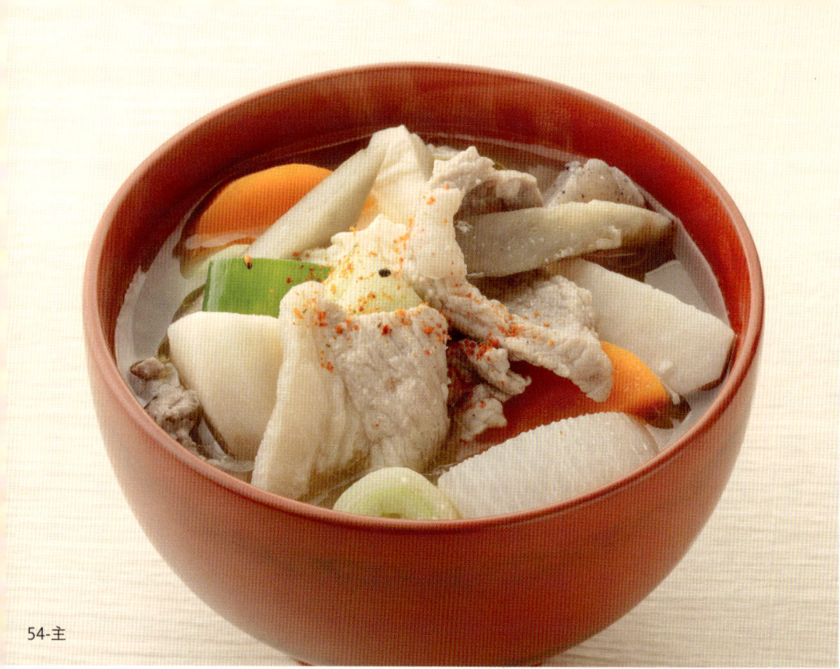

54-主

主菜 豚肉 汁物

材料を大ぶりに切るとボリューム豊かな主菜に

おかず豚汁

1人分	240kcal	食塩相当量1.5g	野菜　約100g

■材料(2人分)

豚もも薄切り肉(一口大に切る)…100g
もめん豆腐…100g
大根(厚めのいちょう切り)…100g
にんじん(厚めの半月切り)…40g
ごぼう(細めの乱切り)…30g
こんにゃく(一口大にちぎる)…40g
里芋(皮をむいて乱切り)…80g
ねぎ(小口切り)…¼本(25g)
サラダ油…小さじ2
だし…2カップ
みそ…大さじ1
七味とうがらし…少量

■作り方

❶豚肉と野菜類は材料表の通りに切り、ごぼうは水にさらす。こんにゃくは下ゆでする。里芋は塩適量をふってもみ、水でぬめりを洗い流す。

❷なべに油を熱してごぼう、大根、にんじん、里芋、こんにゃくを順に加えてよくいため、だしを加える。煮立ったら豚肉を加え、ふたをして弱火で10分ほど煮る。

❸みそをとき入れ、豆腐を割り入れ、ねぎを加えてひと煮立ちさせる。わんに盛り、七味をふる。

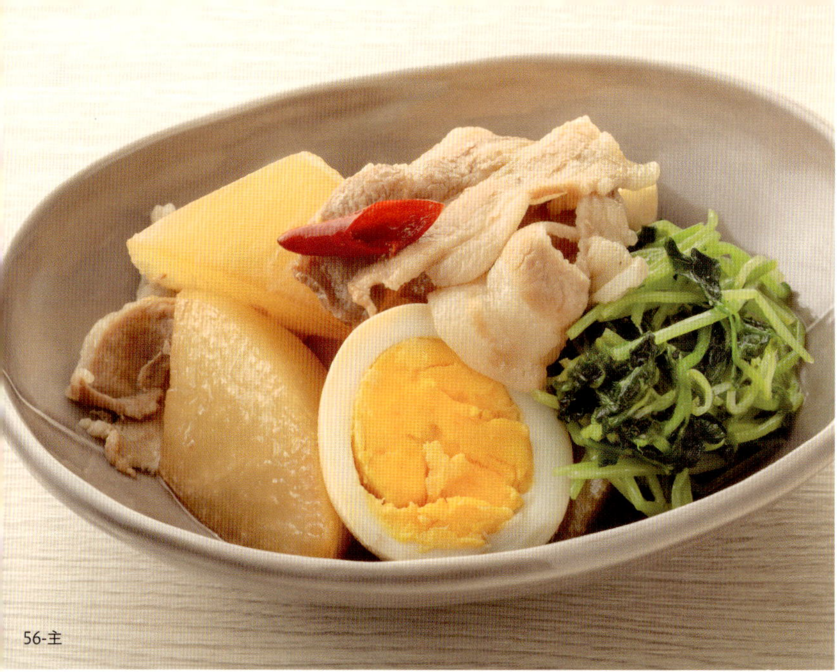
56-主

主菜

豚肉
煮物

肉の脂がしみた大根はうす味でも深い味わい

豚バラ肉と大根と卵の煮物

1人分	248kcal	食塩相当量1.6g	野菜　約140g

■材料(2人分)

豚バラ薄切り肉…60g
ゆで卵(殻をむく)…2個
大根…200g
豆苗…80g
しょうが…薄切り4枚
赤とうがらし(種を除く)…½本

A
- だし…¾カップ
- しょうゆ…大さじ1
- 酒…小さじ2
- 砂糖…小さじ1

■作り方

❶豚肉は3〜4㎝長さに切る。大根は大きめの乱切りにして下ゆでする。

❷豆苗は長さを半分に切る。

❸なべにAを入れて煮立て、①とゆで卵、しょうが、赤とうがらしを入れ、ふたをし、沸騰後弱火で15分ほど煮る。

❹③の具を片寄せて②を入れ、さらに4〜5分煮る。

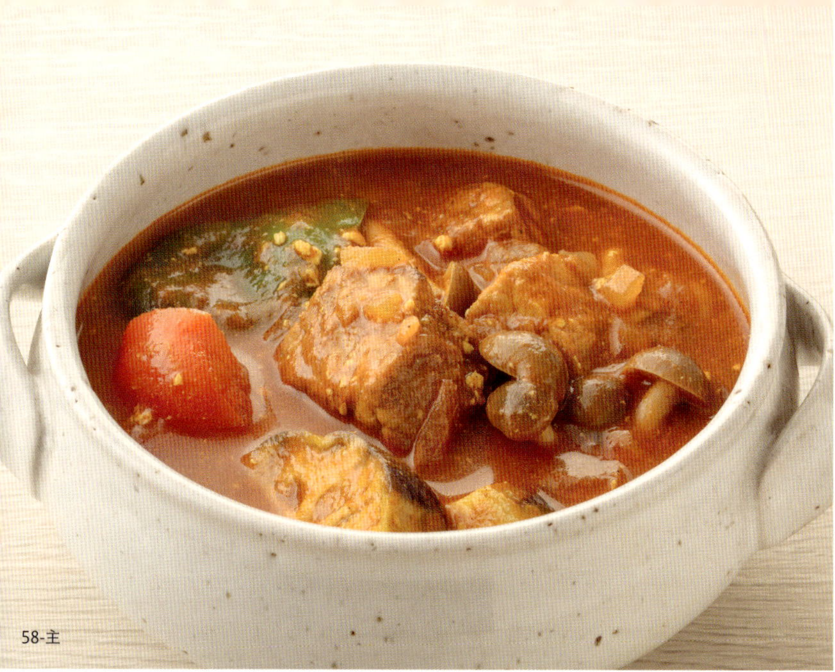
58-主

主菜

豚肉

汁物

手作りのルーに野菜もたっぷり入れて

スープカレー

1人分	258kcal	食塩相当量1.5g	野菜　約130g

■材料(2人分)

豚ももカレー用角切り肉(脂身なし)…160g

A［カレー粉…小さじ½　こしょう…少量

サラダ油…小さじ2

玉ねぎのみじん切り…½個分(100g)

B［にんにく(みじん切り)…½かけ
　しょうが(みじん切り)…½かけ

カレー粉…小さじ4

C［トマトジュース(無塩)…160g
　プレーンヨーグルト…大さじ3
　ウスターソース…大さじ½
　しょうゆ…小さじ1
　水…1カップ　ローリエ…1枚

D［なす(輪切り)…1個(80g)
　赤パプリカ(乱切り)…¼個(45g)
　ピーマン(乱切り)…1個(30g)
　しめじ(小房に分ける)…80g

塩…ミニさじ1弱　こしょう…少量

■作り方

❶豚肉はAをまぶす。なべに油を熱して肉をいため、とり出す。

❷次に玉ねぎをきつね色にいため、B、カレー粉を順に加えていためる。Cを加え、ふたをして弱火で10分煮、Dを加えてさらに10分煮、塩、こしょうで調味する。

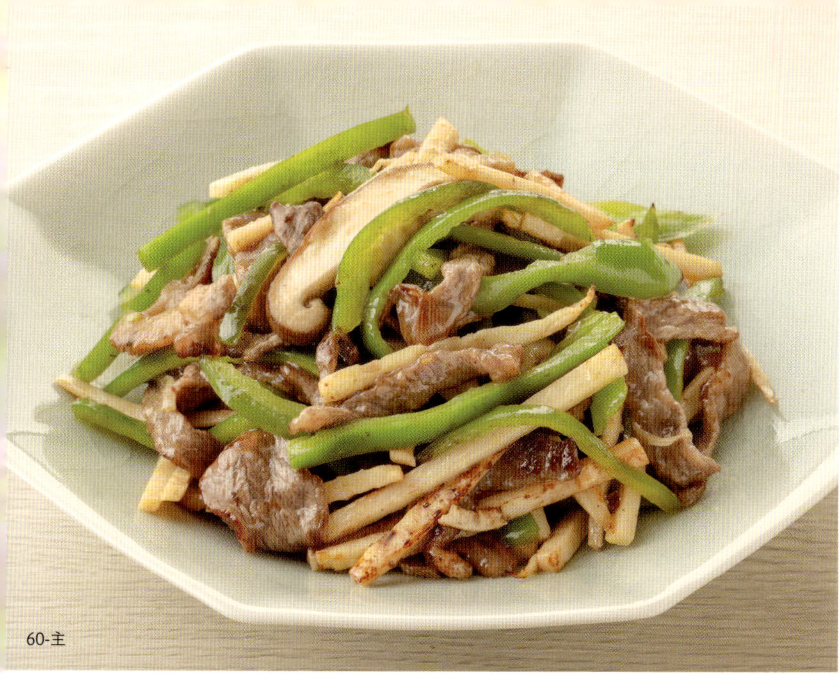
60-主

主菜

牛肉
いため物

野菜は先にいためて最後にもどすのがコツ

チンジャオロースー

1人分	265kcal	食塩相当量1.3g	野菜　約120g

■材料（2人分）

牛もも薄切り肉…160g

A［酒・かたくり粉…各小さじ1
　　こしょう…少量

ピーマン…4個（120g）

竹の子（水煮）…100g

生しいたけ…1枚（20g）

ねぎ…3cm（10g）

にんにくの薄切り…1枚

サラダ油…小さじ2

塩…ミニさじ⅔

こしょう…少量

ごま油…小さじ1

B［しょうゆ…小さじ1½
　　オイスターソース…小さじ½
　　砂糖…小さじ¼

■作り方

❶牛肉は6～7㎜幅に切り、Aを混ぜる。

❷ピーマン、竹の子、ねぎはせん切り、しいたけは薄切りにする。

❸サラダ油を熱してねぎを除く②をいため、塩、こしょうをしてとり出す。

❹次にごま油で①とにんにく、ねぎをほぐしいためる。Bで調味し、③をもどし入れていため合わせる。

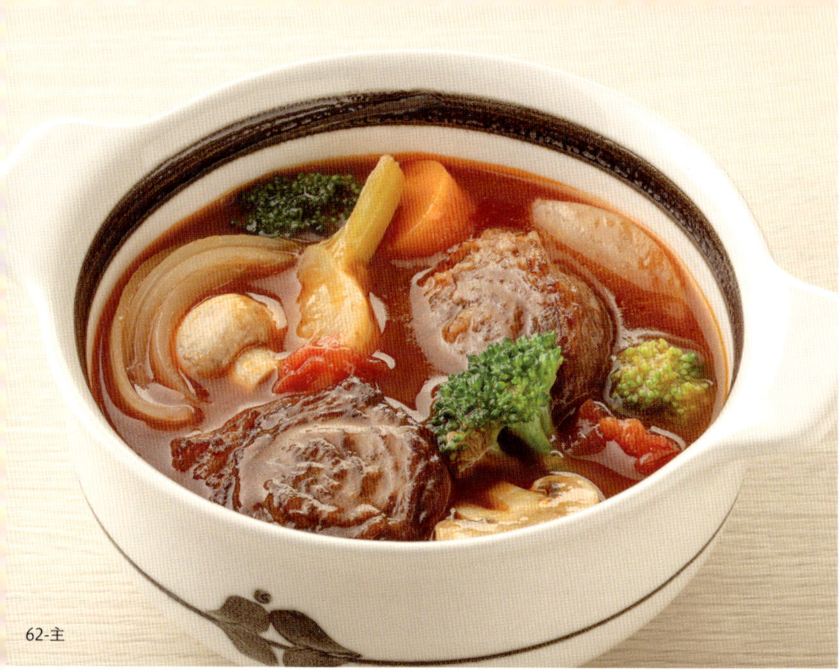
62-主

主菜 牛肉 煮物

薄切り肉を巻くのでやわらかく、短時間で完成

ロールビーフシチュー

1人分	274kcal	食塩相当量1.6g	野菜　約190g

■材料(2人分)

牛もも薄切り肉…160g

A［塩…ミニさじ¼　こしょう…少量

B［
にんにくの薄切り…2枚
玉ねぎ(くし形切り)…½個(100g)
にんじん(厚めの輪切り)…60g
かぶ(半割り)…1個(80g)
マッシュルーム(半割り)…4個(80g)

ブロッコリー(小房に分けてゆでる)…30g

バター…大さじ1　赤ワイン…大さじ1

C［
トマト水煮(カットタイプ)…100g
デミグラスソース…大さじ3
ローリエ…1枚

D［塩…小さじ¼　こしょう…少量

■作り方

❶牛肉は広げて重ね、Aをふり、短い辺からくるくると巻き、4等分に切る。

❷フライパンにバターの⅓量をとかし、①を巻き終わりから順に全体を焼き、なべに移す。残りのバターをとかし、Bをいため、肉のなべに移す。

❸あいたフライパンでワインを煮立て、水1¼カップを加えて煮立て、なべに移す。Cを加えてふたをし、沸騰後弱火で15分煮る。

❹Dで調味し、ブロッコリーを加える。

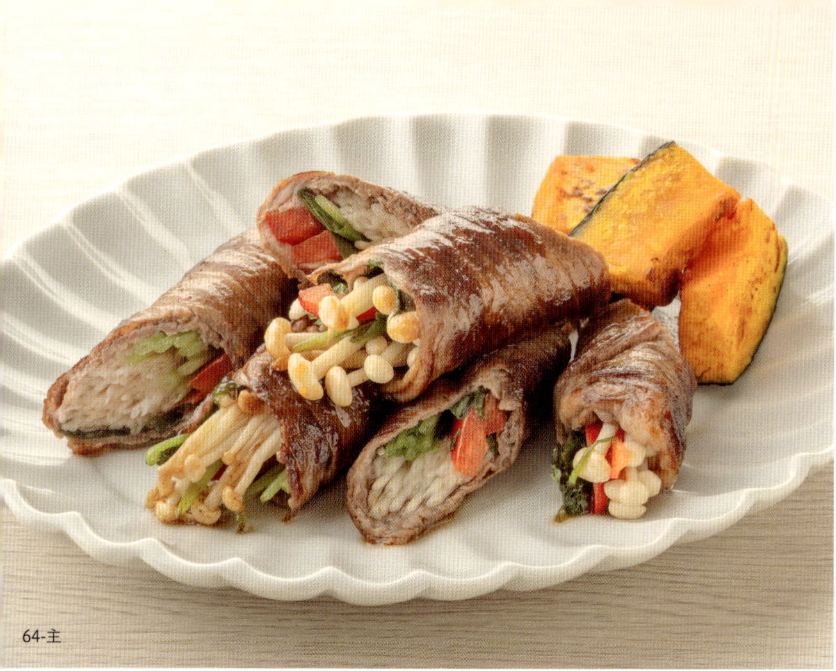
64-主

主菜

牛肉
ソテー

野菜の歯ごたえが加わり、肉のとりすぎをセーブ

牛肉の野菜巻きソテー

1人分	249kcal	食塩相当量1.1g	野菜　約70g

■材料(2人分)

牛もも薄切り肉…160g

A
- 塩…ミニさじ¼
- こしょう…少量

赤パプリカ…¼個(45g)

三つ葉…20g

えのきたけ80g

かぼちゃ…80g

オリーブ油…小さじ2

B
- しょうゆ…小さじ1½
- トマトケチャップ…小さじ1
- みりん…小さじ½

■作り方

❶パプリカはせん切りにし、三つ葉は6cm長さに切る。えのきたけはほぐす。

❷牛肉は6等分に分け、それぞれ広げてAをふり、①を⅙ずつのせて巻く。

❸かぼちゃはラップに包み、電子レンジ(600W)で90秒加熱。一口大に切る。

❹フライパンに半量の油を熱し、③の表面を焼いてとり出す。

❺フライパンの汚れをふき、残りの油を熱して②を並べ(巻き終わりを下に)、ころがしながら焼く。Bを加えてからめる。

❻半分に切って器に盛り、④を添える。

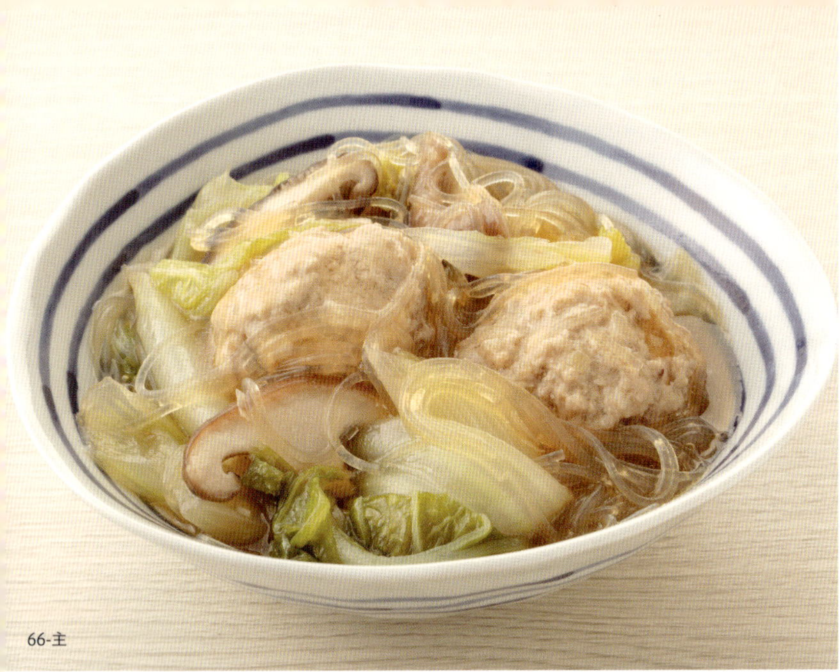
66-主

主菜

ひき肉
煮物

大きな肉団子のうま味を吸った白菜がとろける味

肉団子と白菜の中国風煮物

1人分	233kcal	食塩相当量1.6g	野菜　約130g

■材料（2人分）

豚ひき肉（赤身）…160g

A
- しょうが汁…小さじ½
- 卵…¼個　こしょう…少量
- ごま油…小さじ1
- ねぎ（みじん切り）…¼本（25g）

白菜（大きめのそぎ切り）…200g
ねぎ（斜め切り）…¼本（25g）
生しいたけ（薄切り）…2枚（40g）
はるさめ（熱湯でもどす）…20g

B
- 水…1カップ　砂糖…小さじ½
- 中国風顆粒だし…小さじ¼
- しょうゆ・酒…各大さじ1

かたくり粉（倍量の水でとく）…小さじ1

■作り方

❶ひき肉に、ねぎを除くAを加えて粘りが出るまでよく練る。最後にねぎを混ぜ、4等分にして丸める。
❷はるさめは食べやすく切る。
❸なべにBを合わせて煮立て、白菜、ねぎ、しいたけを入れ、①をのせてふたをし、沸騰後弱火で10分ほど煮る。②を加えてさらに5分煮、水どきかたくり粉を加えて混ぜながら煮立て、とろみをつける。

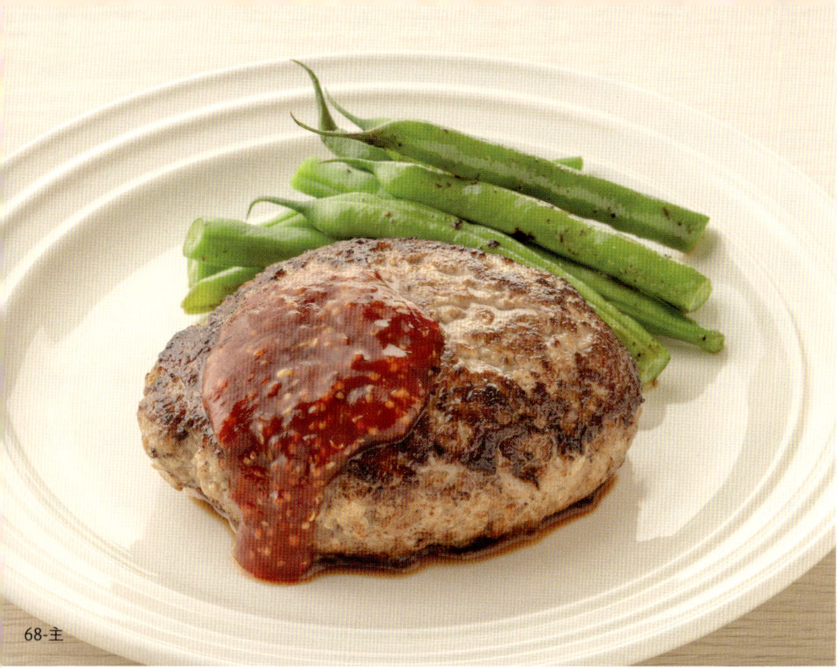
68-主

主菜
ひき肉・豆腐
ソテー

ボリューム満点。ソースは手軽なのに味は本格派

豆腐入りハンバーグ

1人分	248kcal	食塩相当量1.7g	野菜　約60g

■材料（2人分）

合いびき肉（赤身）…160g
もめん豆腐…100g
A［玉ねぎ（みじん切り）…30g
　 バター…小さじ1
B［塩…小さじ¼
　 こしょう・ナツメグ…各少量
　 卵…¼個
さやいんげん（半分に切る）…80g
オリーブ油…小さじ1
C［トマトケチャップ…大さじ1
　 ウスターソース…小さじ1
　 赤ワイン・粒マスタード…各小さじ1

■作り方

❶豆腐はペーパータオルに包み、皿などをのせて約20分おき、水きりする。
❷Aは耐熱皿にのせて電子レンジ（600W）で40秒加熱し、混ぜて冷ます。
❸ひき肉にB、①、②の順に加えてよく練り混ぜ、2個の小判形に成形する。
❹油を熱して③を並べ、ふたをして中火で2分、弱火で5分焼く。裏返していんげんを脇に加え、表と同様に焼く。
❺器に盛り、Cを煮立ててかける。

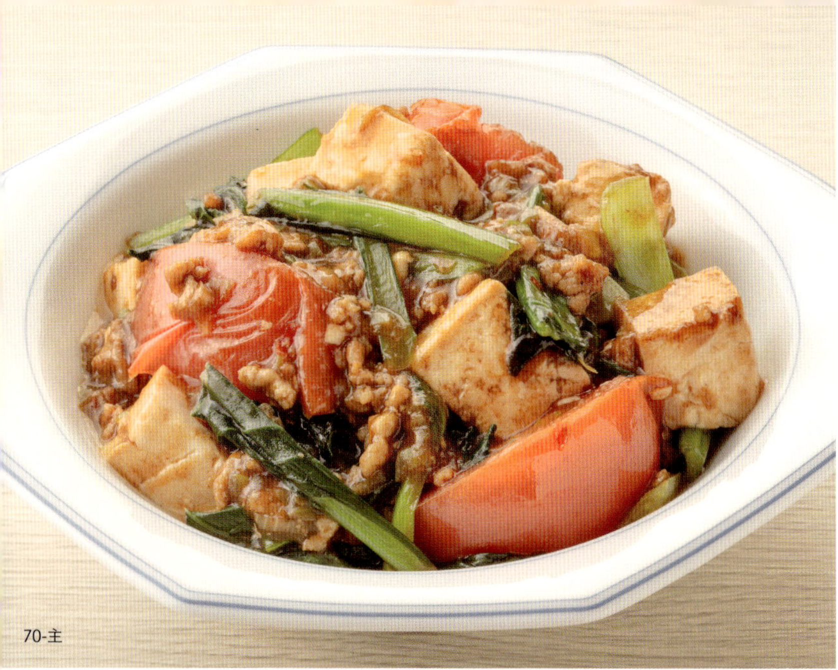
70-主

主菜

豆腐

いため物

食べごたえも栄養も充実、家庭ならではの一皿

野菜たっぷり麻《マー》婆《ボー》豆《ドウ》腐《フ》

1人分	239kcal	食塩相当量1.7g	野菜　約130g

■材料(2人分)

豚ひき肉(赤身)…80g
もめん豆腐(一口大の角切り)…200g
小松菜(3㎝長さに切る)…100g
トマト(くし形切り)…1個(120g)
ねぎ(みじん切り)…¼本(25g)
A［にんにく(みじん切り)…¼かけ
　 しょうが(みじん切り)…¼かけ
豆板醤…小さじ½
ごま油…大さじ1
甜麺醤…小さじ1
しょうゆ…小さじ2
水…½カップ
酒…小さじ2
かたくり粉(倍量の水でとく)…小さじ1½
こしょう…少量

■作り方

❶フライパンにごま油を熱してひき肉をいため、Aと豆板醤を加えていためる。香りが出たら甜麺醤としょうゆを加えて混ぜ、水と酒を加える。

❷煮立ったらねぎ、豆腐、小松菜を加え、再沸騰後弱火で2〜3分煮、トマトを加えて混ぜる。水どきかたくり粉とこしょうを加えて混ぜながら煮立て、とろみをつける。

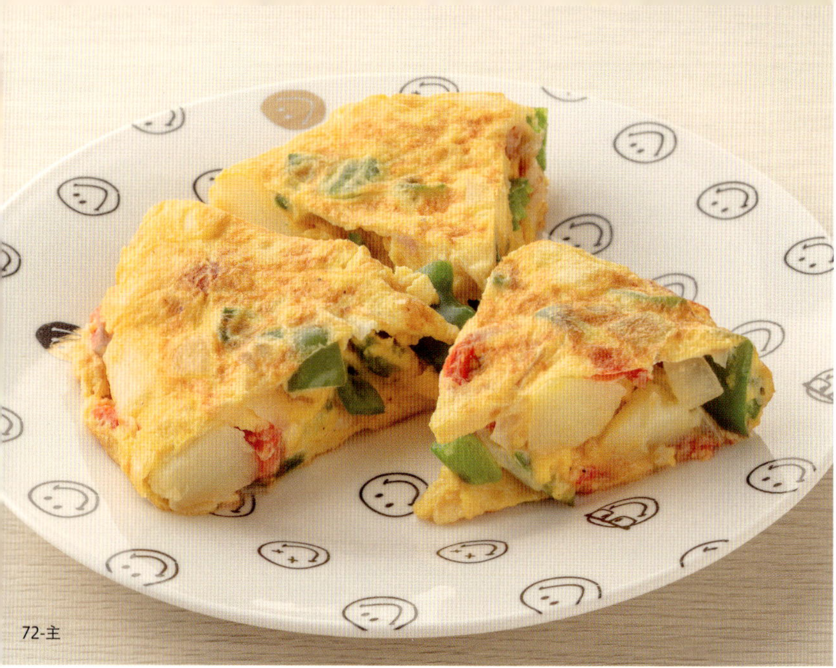
72-主

主菜

卵
ソテー

ベーコンと野菜の風味がふくよかに広がる

オープンオムレツ

1人分	268kcal	食塩相当量1.0g	野菜　約90g

■材料(2人分)

じゃが芋…1個(150g)
玉ねぎ(1cm角切り)…¼個(50g)
ピーマン(1cm角切り)…2個(60g)
ベーコン(1cm角切り)…1枚弱(10g)
ミニトマト(4つ割り)…4個(60g)
A［塩…ミニさじ1
　 こしょう…少量
卵…3個
B［粉チーズ…小さじ1
　 こしょう…少量
オリーブ油…小さじ2

■作り方

❶じゃが芋はよく洗ってラップに包み、電子レンジ(600W)で2分30秒加熱。冷まして皮をむき、1.5cm角に切る。
❷油の半量で玉ねぎ、ベーコン、ピーマンをいため、①を加えていため、Aをふる。
❸卵を割りほぐし、B、②、ミニトマトを順に加えて混ぜる。
❹直径約18cmのフライパンに残りの油を熱して③を流し入れ、大きくかき混ぜる。半熟状になったら表面を平らにならしてふたをし、弱火で3～4分、裏返してさらに4～5分焼く。

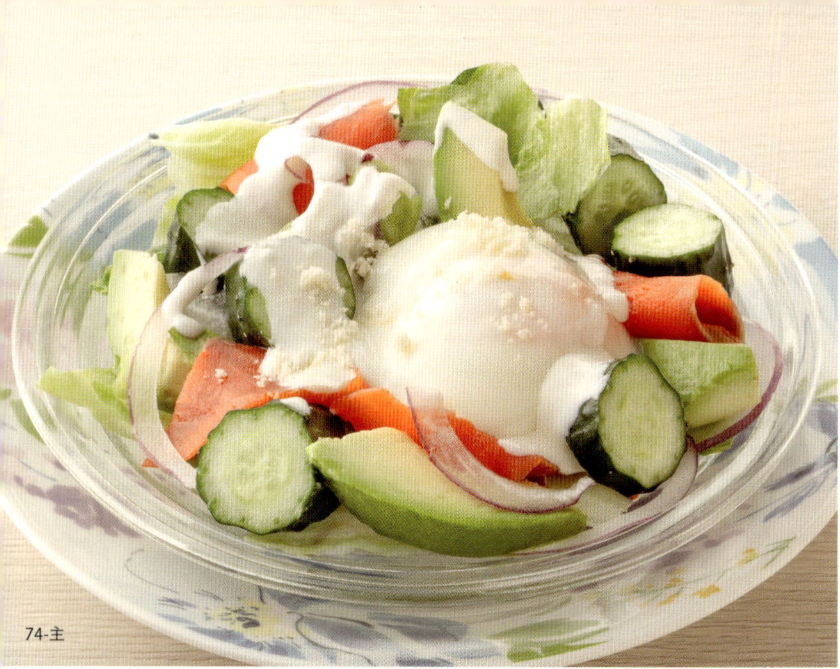
74-主

主菜

卵
サラダ

卵の加熱は電子レンジを使えば楽々！

ポーチドエッグの彩りサラダ

1人分	255kcal	食塩相当量1.5g	野菜　約90g

■材料（2人分）

卵…2個
スモークサーモン…40g
アボカド（皮と種を除く）…½個（70g）
きゅうり…1本（90g）
レタス…2枚（60g）
紫玉ねぎ…30g
A
- プレーンヨーグルト…大さじ2
- マヨネーズ…大さじ1
- 塩…ミニさじ½
- こしょう…少量
- 粉チーズ…小さじ1

粉チーズ（仕上げ用）…小さじ1

■作り方

❶マグカップに水½カップを入れ、そこに卵1個を割り入れ、黄身に竹串で1つ穴を開ける。ラップなしで電子レンジ（600W）で1分加熱し、白身が少し固まるまでそのままおき、水けをきる。もう1個の卵も同様にする。
❷サーモンは一口大に切る。アボカドは乱切り、きゅうりは厚めの小口切りにする。レタスは食べやすくちぎり、紫玉ねぎは薄切りにして水にさらす。
❸②を器に盛り、①をのせる。Aを混ぜたソースをかけ、粉チーズをふる。

75-主

副菜

汁物

一杯の塩分は0.5g。みそ汁がわりにもおすすめ

野菜と豆乳の和風スープ

1人分	97kcal	食塩相当量0.5g	野菜　約80g

■材料（2人分）

ねぎ…¼本（25g）
かぼちゃ…80g
ほうれん草…50g
生しいたけ…1枚（20g）
サラダ油…小さじ1
だし…1カップ
豆乳（成分無調整）…½カップ
塩…ミニさじ⅔
すり白ごま…小さじ1

■作り方

❶ねぎは1㎝幅の輪切りにし、かぼちゃは1.5㎝角に切る。ほうれん草は2㎝長さに切り、しいたけは一口大に切る。
❷なべに油を熱してねぎ、しいたけ、かぼちゃを加えて軽くいため、だしを加え、ふたをする。沸騰後弱火で7〜8分煮る。
❸かぼちゃに火が通ったら、ほうれん草を加える。煮立ったら豆乳、塩を加えてひと煮立ちさせる。器に盛り、すりごまをふる。

75-副

掲載料理の主な栄養成分値一覧（1人分） 主菜

ページ	料理名 ＼ 主な栄養成分値	エネルギー	たんぱく質	脂質	脂肪酸					コレステロール
					飽和	一価不飽和	多価不飽和	n-3系多価不飽和	n-6系多価不飽和	
		kcal	g							mg
16	アジの塩焼き　おろしソース	239	21.9	10.8	1.94	5.50	1.73	1.11	0.59	68
18	カジキのソテー　バジルソース	248	21.6	16.1	2.92	9.56	1.77	0.98	0.80	73
20	サケのバターみそいため	254	18.7	14.2	3.92	3.63	2.79	2.12	0.66	57
22	サバの香味みそ煮	271	16.7	15.5	3.73	4.70	3.44	1.56	1.80	43
24	サバとセロリのチーズ焼き	246	19.3	16.0	3.22	3.56	1.93	1.49	0.37	55
26	サワラのソテー　トマトソース	249	21.5	13.9	3.08	6.42	2.40	1.74	0.62	60
28	ブリのゆずこしょう照り焼き	251	18.0	16.2	3.81	4.97	3.15	2.71	0.45	58
30	マグロの焼きたたきサラダ	266	20.1	16.7	3.15	7.90	3.04	2.43	0.60	42
32	アクアパッツァ	249	23.9	12.1	2.31	6.04	1.88	1.22	0.60	77
34	エビとトマトの豆板醤いため	273	23.1	6.5	0.97	2.31	2.57	0.06	2.49	161
36	イカと生揚げの甘辛煮	253	25.0	10.6	1.54	3.11	4.66	0.59	4.07	250
38	鶏肉ときのこのエスニックいため	257	17.1	17.9	4.35	9.83	2.04	0.12	1.92	71
40	蒸し鶏の中国風ソース	236	14.8	15.5	4.12	6.89	3.19	0.10	3.09	71
42	鶏肉とほうれん草のクリーム煮	262	29.0	10.7	4.51	3.38	1.28	0.29	0.99	90
44	青じそ巻きチキンカツ	253	22.8	11.6	1.59	6.05	2.76	0.67	2.08	110
46	鶏肉のソテー　マスタードソース	271	32.2	6.9	1.90	3.17	0.87	0.18	0.69	94
48	鶏肉と大豆のチリトマト煮	261	23.2	13.0	2.26	5.74	3.54	0.46	3.08	66
50	豚肉の冷しゃぶサラダ	275	15.4	19.6	5.93	9.00	3.14	0.54	2.61	43
52	豚肉と野菜のキムチいため	244	19.7	14.5	3.82	5.66	3.53	0.09	3.43	54
54	おかず豚汁	240	16.7	11.9	2.52	5.02	3.13	0.53	2.61	34
56	豚バラ肉と大根と卵の煮物	248	13.9	16.5	5.95	6.61	1.98	0.17	1.83	252
58	スープカレー	258	22.0	10.5	2.41	4.85	1.88	0.35	1.52	57
60	チンジャオロースー	265	18.3	16.9	4.71	8.27	2.41	0.33	2.07	55
62	ロールビーフシチュー	274	20.5	14.0	6.02	4.84	0.62	0.06	0.55	67
64	牛肉の野菜巻きソテー	249	18.2	12.9	4.38	6.62	0.66	0.05	0.61	55
66	肉団子と白菜の中国風煮物	233	20.6	7.7	2.13	3.00	1.56	0.06	1.47	82
68	豆腐入りハンバーグ	248	22.2	13.2	4.12	5.59	2.00	0.24	1.76	87
70	野菜たっぷり麻婆豆腐	239	17.5	13.1	2.42	4.04	5.04	0.33	4.70	27
72	オープンオムレツ	268	13.3	15.0	3.82	6.98	1.89	0.19	1.69	350
74	ポーチドエッグの彩りサラダ	255	15.1	18.8	3.94	8.66	3.35	0.68	2.66	254

炭水化物		無機質							ビタミン										食塩相当量
	食物繊維総量	ナトリウム	カリウム	カルシウム	マグネシウム	リン	鉄	亜鉛	A レチノール活性当量	D	E α-トコフェロール	B_1	B_2	ナイアシン	B_6	B_{12}	葉酸	C	
…g…		……mg……							…μg…		……mg……					…μg…		mg	g
12.5	2.6	550	868	96	59	272	1.2	1.4	21	8.9	1.5	0.22	0.17	6.3	0.51	7.1	45	30	1.4
3.9	1.8	478	659	24	38	322	0.9	1.2	78	9.2	5.6	0.15	0.22	9.8	0.48	1.9	105	7	1.2
11.3	2.8	519	541	58	42	286	0.9	0.9	156	12.0	1.8	0.18	0.17	4.7	0.41	4.2	84	32	1.3
9.8	2.2	556	519	56	46	202	1.6	1.1	37	3.6	1.2	0.18	0.25	8.7	0.54	9.0	48	30	1.4
5.2	1.7	387	481	85	33	248	1.3	1.6	47	3.7	2.1	0.21	0.33	9.9	0.54	9.4	39	41	1.0
7.1	1.4	497	790	30	52	259	1.2	1.3	53	7.0	1.4	0.15	0.39	10.2	0.52	5.3	41	19	1.3
5.6	0.5	604	408	14	28	123	1.2	0.7	40	6.4	1.8	0.20	0.31	7.9	0.37	3.0	23	7	1.5
7.1	1.6	590	531	47	52	220	1.7	0.7	217	9.2	1.9	0.11	0.11	10.1	0.79	0.9	71	27	1.5
7.7	1.8	670	820	50	82	288	1.9	1.0	61	5.0	2.7	0.17	0.15	7.2	0.55	16.9	55	58	1.7
28.1	2.2	610	580	54	60	339	0.6	1.6	36	0	2.5	0.08	0.08	3.0	0.19	2.1	80	14	1.5
12.1	1.9	599	689	153	90	383	1.8	2.3	220	0.3	2.9	0.18	0.11	5.2	0.34	5.1	32	22	1.5
7.8	3.7	605	576	45	43	224	1.7	1.9	81	0.6	1.4	0.21	0.29	8.1	0.31	0.3	61	31	1.5
6.9	1.4	624	454	68	35	176	1.4	1.7	135	0.3	1.0	0.11	0.19	4.3	0.28	0.3	58	17	1.6
13.7	3.8	558	1067	123	81	379	1.6	1.7	235	0.7	1.8	0.28	0.41	15.8	0.82	0.4	140	23	1.4
13.0	1.7	499	489	68	42	234	1.2	1.0	70	0.3	2.1	0.13	0.19	10.1	0.60	0.3	69	24	1.3
18.5	2.6	570	886	28	65	348	1.2	1.4	49	0.1	1.6	0.25	0.24	16.4	1.03	0.3	115	75	1.4
13.1	5.3	487	874	66	88	281	2.5	2.5	80	0.2	3.5	0.25	0.26	5.2	0.51	0.2	68	51	1.2
8.1	3.1	618	500	66	48	173	0.7	1.5	56	0.1	2.0	0.57	0.19	5.7	0.32	0.2	90	20	1.6
8.1	3.2	472	749	52	49	226	1.4	2.2	95	0.1	1.3	0.81	0.30	5.8	0.46	0.2	90	29	1.2
16.3	4.3	582	910	101	116	245	1.7	1.8	141	0.1	1.4	0.57	0.19	5.8	0.35	0.8	68	12	1.5
8.4	2.2	648	508	60	35	198	1.8	1.6	186	1.1	1.3	0.29	0.39	2.8	0.25	0.9	109	29	1.6
20.7	6.4	575	1045	85	64	310	2.8	2.5	60	0.3	2.9	0.94	0.38	9.4	0.66	0.3	76	62	1.5
8.8	3.1	521	477	23	33	196	1.7	4.1	23	0	2.1	0.10	0.23	4.7	0.42	1.0	50	47	1.3
16.2	4.2	636	901	47	48	269	1.9	4.4	273	0.2	1.7	0.20	0.39	6.7	0.55	1.0	102	37	1.6
15.4	3.6	414	709	17	42	223	2.0	4.1	183	0.4	3.7	0.21	0.32	7.7	0.49	1.0	77	58	1.1
18.9	3.2	646	667	64	44	255	1.3	2.3	23	0.3	0.6	0.83	0.30	6.7	0.45	0.3	96	23	1.6
8.0	1.6	663	542	79	102	259	1.9	3.3	48	0.2	1.0	0.49	0.27	5.1	0.35	0.7	37	6	1.7
11.5	2.6	658	737	186	161	255	3.0	1.8	161	0	1.5	0.54	0.22	3.8	0.35	0.1	94	31	1.7
19.4	2.5	407	608	70	35	222	2.1	1.6	161	1.5	1.7	0.18	0.42	1.7	0.34	0.8	74	62	1.0
6.8	2.9	589	575	101	37	231	1.7	1.5	125	6.7	2.8	0.16	0.42	2.6	0.33	2.2	94	14	1.5

※栄養価計算は「日本食品標準成分表2015年版（七訂）」対応の栄養計算ソフト「栄養ＰroVer.3.00」（女子栄養大学出版部）を用いて算出。n-3系脂肪酸とn-6系脂肪酸は「日本食品標準成分表2015年版（七訂）脂肪酸成分表編」（文部科学省科学技術・学術審議会資源調査分科会報告）を基に追加。

掲載料理の主な栄養成分値一覧（1人分） 副菜

ページ	料理名 ＼ 主な栄養成分値	エネルギー	たんぱく質	脂質	脂肪酸					コレステロール
					飽和	一価不飽和	多価不飽和	n-3系多価不飽和	n-6系多価不飽和	
		kcal	g	g	g	g	g	g	g	mg
16	アスパラとチーズのおかかあえ	104	8.3	6.2	0.06	0	0.07	0.02	0.05	21
18	彩りナムル	98	1.7	3.2	0.48	1.13	1.27	0.02	1.26	0
20	おかひじきの納豆あえ	98	8.0	4.2	0.59	0.92	2.29	0.28	2.01	0
22	小松菜とツナのからし酢あえ	102	5.3	6.9	1.26	2.37	2.57	0.17	2.39	8
24	春菊とさつま芋の白あえ	104	4.7	3.2	0.42	0.72	1.32	0.14	1.19	0
26	タコときゅうりともずくの香味酢あえ	94	11.4	3.4	0.50	1.14	1.31	0.07	1.24	75
28	トマトとアボカドのわさび酢あえ	93	1.7	7.6	1.30	4.34	0.89	0.05	0.83	0
30	ブロッコリーと長芋のねぎオイルあえ	99	4.5	4.5	0.67	1.56	1.76	0.07	1.69	0
32	ほうれん草のアーモンドみそあえ	95	4.5	6.7	0.54	4.08	1.70	0.11	1.58	0
34	焼きねぎと春菊と大豆のみそマヨあえ	98	5.4	5.6	0.63	2.10	2.31	0.43	1.88	7
36	オクラとくずし豆腐のサラダ	90	6.2	5.3	0.79	2.07	1.81	0.21	1.61	0
38	かぼちゃのカレー風味サラダ	94	1.6	4.7	0.53	2.26	1.42	0.32	1.10	10
40	きゅうりといり卵のサラダ	95	4.3	5.5	1.13	2.09	1.44	0.10	1.34	116
42	ごぼうのサラダ	91	1.9	5.5	0.58	2.60	1.87	0.31	1.56	9
44	白菜と焼き油揚げのサラダ	91	3.2	6.5	0.80	3.47	1.61	0.27	1.33	0
46	にんじんとオレンジのサラダ	90	1.1	4.1	0.55	2.97	0.33	0.03	0.30	0
48	蒸しなすのアジアンサラダ	95	2.3	4.3	0.59	2.98	0.33	0.03	0.31	1
50	焼き野菜のサラダ	92	3.0	4.3	0.57	2.98	0.38	0.04	0.34	0
52	かぶのクリーム煮	92	2.4	5.5	3.34	1.22	0.22	0.06	0.16	15
54	小松菜と生揚げのしょうが煮	97	6.9	5.8	0.82	1.54	2.82	0.44	2.37	0
56	じゃが芋と野菜のマスタード蒸し煮	103	2.6	3.1	0.34	1.99	0.40	0.11	0.29	0
58	ラタトゥイユ（夏野菜の洋風煮）	94	1.9	6.2	0.85	4.45	0.50	0.05	0.44	1
60	青梗菜とじゃこのにんにくいため	91	2.9	7.3	1.10	2.65	3.00	0.10	2.90	20
62	ほうれん草とガルバンゾーのチーズいため	102	5.4	4.7	2.40	1.03	0.52	0.15	0.37	10
64	スナップえんどうとじゃが芋のソテー	93	2.9	2.2	0.30	1.53	0.21	0.04	0.18	2
66	油焼きなすのだし浸し	91	1.8	6.2	0.46	3.61	1.58	0.46	1.13	2
68	竹の子のごまから揚げ	107	3.2	7.5	0.58	4.31	2.04	0.54	1.51	0
70	にんじんのポタージュ	99	2.6	4.5	2.76	1.01	0.16	0.02	0.14	13
72	ミネストローネスープ	101	2.2	3.3	0.44	2.24	0.27	0.03	0.23	0
74	野菜と豆乳の和風スープ	97	4.1	3.8	0.41	1.61	1.37	0.25	1.11	0

		無機質							ビタミン										
炭水化物	食物繊維総量	ナトリウム	カリウム	カルシウム	マグネシウム	リン	鉄	亜鉛	A レチノール活性当量	D	E α・トコフェロール	B_1	B_2	ナイアシン	B_6	B_{12}	葉酸	C	食塩相当量
…g…		……mg……							…μg…		……mg……					…μg…		mg	g
4.3	1.4	113	222	114	12	132	0.7	1.3	23	0.1	1.3	0.11	0.18	1.1	0.10	0.7	146	11	0.3
16.4	2.1	203	317	25	19	41	0.6	0.3	38	0	1.4	0.08	0.08	0.8	0.20	0	64	44	0.5
8.5	4.4	210	618	111	68	108	2.0	1.1	122	0	0.6	0.07	0.30	0.8	0.15	0.2	117	22	0.5
5.2	1.8	102	502	132	18	103	2.6	0.3	195	0.8	2.6	0.10	0.13	3.2	0.14	0.4	86	39	0.3
15.2	3.7	181	539	161	61	100	2.1	0.6	286	0	1.6	0.16	0.15	1.0	0.20	0	167	22	0.5
3.8	1.0	143	223	29	38	78	0.5	1.1	20	0	1.1	0.03	0.04	1.1	0.06	0.6	13	6	0.4
6.5	3.0	98	462	14	22	46	0.5	0.4	54	0	2.1	0.08	0.11	1.4	0.19	0	53	18	0.2
12.1	4.2	212	515	42	30	84	1.0	0.7	51	0	1.9	0.16	0.17	0.9	0.27	0	172	95	0.5
6.4	3.6	160	655	72	92	98	2.2	1.0	280	0	5.3	0.11	0.29	1.0	0.13	0	178	28	0.4
7.9	3.9	140	378	76	42	80	1.3	0.7	120	0	1.4	0.10	0.09	0.6	0.13	0	104	13	0.4
4.8	2.7	217	263	107	126	113	1.0	0.8	23	0	0.8	0.10	0.07	0.5	0.10	0	59	5	0.6
11.8	2.1	174	289	22	19	41	0.4	0.3	176	0.1	3.1	0.05	0.07	0.8	0.13	0	28	25	0.4
6.8	1.0	228	247	37	15	81	0.7	0.5	124	0.5	0.6	0.05	0.15	0.2	0.08	0.3	32	8	0.6
9.2	3.3	234	227	55	41	60	0.7	0.6	10	0.1	0.9	0.05	0.04	0.4	0.08	0	44	5	0.6
5.3	1.6	172	233	70	26	66	0.6	0.4	8	0	0.8	0.03	0.03	0.5	0.10	0	55	28	0.4
13.1	2.5	223	316	36	13	32	0.3	0.2	564	0	0.9	0.09	0.07	0.7	0.11	0	38	36	0.6
13.1	3.8	190	349	32	29	56	0.7	0.5	21	0	0.7	0.08	0.08	1.0	0.11	0	47	12	0.5
13.2	3.2	179	442	25	22	83	0.8	0.6	59	0.4	2.7	0.13	0.19	2.9	0.28	0	106	95	0.5
8.4	1.6	121	304	90	13	62	0.4	0.3	61	0.1	0.4	0.05	0.09	0.7	0.09	0.1	57	25	0.3
4.2	1.8	201	487	250	41	121	3.5	0.7	195	0	1.1	0.11	0.12	1.3	0.14	0.2	96	29	0.5
16.5	2.7	86	437	53	31	66	0.7	0.4	4	0	0.3	0.10	0.05	1.0	0.24	0	86	56	0.2
8.7	2.9	124	464	34	30	59	0.7	0.4	42	0	1.4	0.09	0.07	0.7	0.19	0	50	20	0.3
3.4	1.5	162	310	127	24	78	1.2	0.5	182	3.1	0.8	0.05	0.08	0.7	0.16	0.3	74	25	0.4
10.4	5.8	70	788	81	83	93	2.3	1.3	375	0	2.6	0.15	0.23	0.7	0.21	0	239	35	0.2
16.5	2.1	90	351	21	24	61	0.6	0.4	17	0	0.4	0.12	0.07	1.3	0.17	0.2	41	44	0.2
7.3	2.5	182	265	20	20	42	0.5	0.3	16	0	1.4	0.05	0.06	1.0	0.11	0.2	35	26	0.5
7.7	2.5	172	348	20	12	52	0.4	0.9	1	0	1.8	0.04	0.07	0.5	0.05	0	46	6	0.4
12.1	1.5	146	241	75	12	71	0.2	0.4	381	0.2	0.4	0.06	0.11	0.4	0.09	0.2	17	5	0.4
17.3	2.9	98	557	38	26	65	0.6	0.4	103	0	0.9	0.11	0.06	1.3	0.24	0	63	43	0.2
12.7	3.1	188	568	45	51	84	1.5	0.6	220	0	2.9	0.10	0.13	2.3	0.21	0.3	99	28	0.5

※栄養価計算は「日本食品標準成分表2015年版（七訂）」対応の栄養計算ソフト「栄養Ｐro Ver.3.00」（女子栄養大学出版部）を用いて算出。n-3系脂肪酸とn-6系脂肪酸は「日本食品標準成分表2015年版（七訂）脂肪酸成分表編」（文部科学省科学技術・学術審議会資源調査分科会報告）を基に追加。

<群羊社創立40周年記念企画>

献立作成・調理：岩﨑啓子（管理栄養士・料理研究家）
撮影：盛谷嘉主輔（ミノワスタジオ）
レシピリライト：足立礼子
栄養計算：藤井真理（管理栄養士）

装丁・レイアウト：プロップ（浮田邦彦）
イラスト：エダりつこ

企画・編集：藤原眞昭　藤原勝子

組み合わせ自由　食育カードブック①
献立作りが面白《おもしろ》くなる!
2段式　毎日のおかずのヘルシー献立

2018年9月1日　初版第1刷　発行
編　者　群羊社食育教材企画制作室
発行人　藤原広一郎
発行所　株式会社 群羊社
〒113-0033　東京都文京区本郷2-12-4
TEL 03-3818-0341　FAX 03-3814-5269
http://www.gun-yosha.com/
印刷・製本　株式会社隆政堂

ISBN978-4-906182-94-7